高齢者医療の最前線

福祉の視点・看護の姿

小鯖覚
鹿島病院院長
森脇里香
鹿島病院

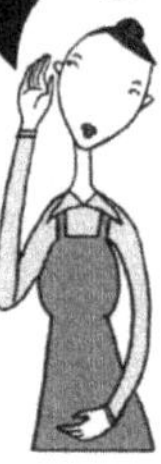

三和書籍

はじめに

平成十二年四月、介護保険制度がスタートしました。介護保険受給者数は初年度、百四十九万人であったのが平成十六年三月現在、三百十万人で、六十五歳以上の高齢者の七人に一人が受給者といわれるまでに膨れ上がってきました。もはや、介護保険料はパンク寸前となり、今、再び制度の大改革が必要となってきました。この現象は、老人病院（長期療養型病院）のあり方を大きく変えていかなければならないトリガー（引き金）になりました。

私が平成十四年四月にこの病院に着任するとき、同僚の医師たちから、

「鹿島病院？　あそこは病院なの？　施設じゃないの？」

と、わけの分からない質問をされました。「鹿島病院」って病院の名前がついているにもかかわらずです。

療養型病院では全国でもトップクラスと言われる病院を訪ねたときのことです。駅からわずか八百メートルしか離れていないのに、道行く人に病院までの道順を訊ねても、「そんな病院知りません」という答えが返ってきました。次の人に尋ねると、「ああ、あの年寄りさんの集まっている施設のことですね。それはね、この道をまっすぐ…」…こんな調子です。

老人病院とはなにか？　老人病院と老人ホームとの違いはなにか？

こんなことは世間一般の人にとってはどうでもいいことなんだ、ということを知りました。でも、本当にそれでいいのでしょうか？　あなたのご両親や、あなたご自身、あなたの愛する配偶者が突然、病に倒れ、一命をとりとめ、ようやく落ち着いてきたなと安心し始めた時、搬送された急性期病院（国立、県立、市立などの大病院）は確実に退院・転院を勧めてきます。皆さんの多くが、もし家族や自分自身が病に倒れたら、○○病院で診てもらおう、と心に決めておられると思います。しかし、その次の病院は考えてもおられないでしょう。「あんな老人病院なんて、怖くて診てもらうもんですか！」と、きっと思ってらっしゃることでしょう。

これは私が皆さんの心を読んで、言っているのではありません。つい、数年前の自分の気持ちを思い起こしているだけなのです。老人病院って、なんか吹きだまりのような感じがしませんか？　私は今は、老人病院とはどうあるべきか？　何をしなければいけないか？　という問題について、朧げながらその解決策を掴もうとしています。そして、日本中の老人病院全体が、少しずつ動き始めているのを感じています。「このままではいけない！　変わらなければ！」といった雰囲気を感じています。このままでは老人病院が病院ではなく、老人ホーム（施設）になってしまうという危機感がそうしているのかもしれません。また、急性期病院から療養型病院への転換、参入もあり、おちおちしておれない、というのが本音でしょう。

療養型病院に勤務するようになって二年が過ぎました。この間に感じたことは、いかに老人病院（療養型病院）が多くの人に誤解を受けているか、ということです。その誤解は私たちスタッフの中にもあることに驚いています。スタッフが誤解しているのであれば、世間はもっと誤解しているだろう、という憶測が成り立ちます。実際、老人病院の中ではどんなことが行われているのか？　老人病院のスタッフはどんなことを考え、悩み、苦しんでいるのか？　そこに入院している患者さんはどんな状況なのか？　今、そういったことについてお話しすることはとても大切なことであると考えています。

今まで、老人病院は社会に向かって、あまりにも情報を発信しなかったのではないでしょうか？　発信する必要がなかったのか、発信しても誰も受け止めてくれなかったのかはわかりませんが、少なくとも老人病院側はその努力に欠けていたのではないかと思われます。

私のような老人病院の勤務歴の浅い医師が叫んでみたところで、何がどう変わるわけでもないのは重々承知しています。しかし、何かを発信することが私たちの責務であるとも感じています。

世の中には、とても可哀想な人たちがたくさんおられます。みんな一生懸命生きているのに、不運とか不幸としか表現できないような悲劇に溢れています。その人たちの上に私たちの生活が成り立っていることを知らされたとき、私たちはどんな行動をとるべきなのでしょうか？

そんな思いを込めて、キーボードを叩いています。

＊本文の中に、老人病院という表現と療養型病院あるいは長期療養型病院という二種類の使い分けがしてあります。私自身、とくに意識して使い分けたわけではないですが、老人病院は長い歴史を持ち、現在までに至る病院、療養型病院は今、新しく生まれ変わろうとしている病院というイメージがあるのかもしれません。

目次

はじめに

第一章　病院から追い出される！　1

1　病院から追い出される！　8
2　後方支援病院なんかじゃない！　16
3　老人ホームとの違い　18
4　老人病院のはじまり　21
5　暗い！　寂しい！　25
6　日本はまだまだ貧しいのです　30
7　老人病院の二極化　34
8　病院の差別化を考える　36

第二章　これで家に帰れって！　41
1　これで家に帰れって！　43
2　院内の風景　46
3　老人病院の苦悩　55
3　老人病院における三大疾患　60
4　胃瘻、気管切開　63
5　寝たきり？　寝かせきり？　68
6　床ずれクラブ　73
7　ＮＳＴ　77
8　口腔ケア　80
9　音楽療法　85
10　往診　88

第三章　ピンピンコロリ　93
1　ＰＰＫ　96

2 DNR 100
3 理想の死？ 107
4 突然死 112
5 本当の気持ち 116
6 在宅死 118
7 痴呆という大きな問題 121
8 映画「半落ち」にみる痴呆問題 125

第4章 愛すべき患者たち 131
1 詰め所から3つ目の部屋 134
2 本当にあった怖い話【抑制】 138
3 DV 142
4 こもこも 147
5 育婆・育爺 149
6 食への憧れ 153

7 温泉──入浴の心── 155
8 遠足の想い出 160

第五章 病院を変える力 163
1 ネットワークで支える 167
2 看護師の過酷な勤務 177
3 看護師としての資質 181
4 パーソナルスペース 194
5 介護保険とケアマネージャー 196
6 介護士という職業 203
7 訪問看護の醍醐味 215
8 訪問介護 220
9 MSW 227
10 病院を変えるのは若い力 234

第六章　老人病院の見分け方　239
1　老人病院のなすべきこと　241
2　老人病院それとも療養型病院？　244
3　めざせ！　ブランド病院　251
4　変わらなきゃ！　254
5　ONLY 1　258
6　良い病院の見分け方　260
7　今日もみんなでかくれんぼ　267
8　鹿島病院の歌　269
おわりに　273

第一章　病院から追い出される！

森脇先生

お元気ですか？

先日、鈴木重道先生から先生が日赤を辞められ、お父様の医院を手伝われることになったことを伺いました。大変驚いています。先生が研修医の頃、わずか三カ月という短い期間でしたが呼吸器科で先生と一緒に仕事をした思い出がよみがえってきました。先生が呼吸器科に研修に来ていた頃はまだ学生気分も抜けきらず、まだまだ一人前とは言えない状態でした。それが年ごとに医師としてどんどん成長されて行くのを遠くから一種の驚きを持って観ておりました。

こんなことを言ったらバッシングに遭ってしまいますが、先生は女性医師独特のチーム医療無視やわがままさといった欠点は微塵もみられず、他のスタッフや内科部長と団結しながら血液疾患、腎疾患の診療に頑張っておられました。本当に楽しそうでした。

私は先生より半年早く日赤を去り、ここ鹿島病院で高齢者の医療を始めました。呼吸器外科医としてメスを捨てることは耐えられないだろうと周囲の人は言ってくれますが、今はそんなことを考える余裕などなく、毎日を過ごしております。

高齢者の医療って、先生どう思います？

定年退職した医師がただ生活の糧を得るために情熱のかけらもなく仕事している。患者さんの容態が悪くなれば日赤に搬送すればいい。若くて、これからもどんどん知識を吸収したり、貴重な経験を積んで行きたいと思っている先生にはなんの興味もないでしょうね？

「鹿島病院って現代の姥捨て山じゃない！」

と先生は考えておられるかもしれません。私自身、日赤にいた時は同じようなことを考えました。せっかく苦労しながら治療してようやく退院までこぎつけた肺炎、呼吸不全の患者さんをもう大丈夫だからと思って鹿島病院に移っていただいたのに、それから三日で亡くなってしまわれ、驚きというより怒りのようなものすら覚えた記憶があります。

急性期病院と療養型病院は強固な連携があって初めて地域住民の健康を担うことができるはずです。もっともっと療養型病院が活性化する必要があると思っています。急性期病院の医師たちはみんな同じようなことを考えているはずです。「自分は療養型病院には行きたくない。だって今の仕事に生きがいを見つけているから。僕が辞めたら多くの患者さんが路頭に迷うから。こんなことをするために医者になったんじゃない！」と多くの医師は主張します。

本当の意味での高齢者医療は始まったばかりです。臓器だけを診ていては医療はできません。患者さんだけを診ていても医療は行えません。家族、親族、ひいては地域社会まで関わってきます。この半年で多くの仲間ができました。みんなこの病院をもっともっとよくしようともがいています。医師、看護師、薬剤師、検査技師だけでなく、栄養士、理学療法士、作業療法士、介護士や訪問看護、訪問介護、通所リハビリテーションのスタッフ、在宅支援センター、相談部のスタッフさらに事務のスタッフまでみんないい病院を作ろうと精一杯がんばっています。そのために私の中にはいろんなプランがあります。いろんな目標があります。夢があります。

ただ、残念なことに高齢者の医療の現場においても、その核となるのはやはり医師なのです。医師であれば誰でも良いわけではありません。高齢者医療に対する情熱とパワーがなくてはいけないんです。

残念なことにこの病院も医師不足です。この百八十床の病院と在宅部が抱える何百という高齢者に良質の医療を提供するには、どうしても現状の医師数ではパワー不足なんです。何人かの医師からの応募が当院にもありましたが全てお断りしています。医師だったら誰でも良い、というわけにはいかないんです。病院を新しい方向に向かわせるには若い医師が必要だと思っているからです。私が二十歳の頃に流行った歌で吉田拓郎のイメージの詩、というのがあり、最近この歌の一節をよく口ずさんでいます。「古い船には新しい水夫が乗り込んで行くだろう。古い船を今、動かせるのは古い水夫じゃないだろう」。

こんな悩みを鈴木先生に打ち明けたら「それは里香先生にお願いしたらどうかな？　彼女なら先生の考えているイメージにぴったりですよ。僕からも一度お願いしておいてあげます」と言ってくれました。先生の進路を妨害するつもりは毛頭ありません。ただ、もしよかったら研修医時代の先生ではなく、成長した先生と一緒に、鹿島病院をみんなから信頼される良い病院に変えるために仕事をしたいと思っています。

一度、考えていただけませんか？　自分の都合のいいことばかり、書いてしまいましたこと、お許しください。

ご連絡お待ちしております。お父様にもよろしくお伝えください。

二〇〇二年八月

鹿島病院　小鯖　覚　拝

小鯖先生

先生からお手紙をいただいて、鹿島病院で働くことになったのはついこの間のことのように思いますが、すでに三年近く経とうとしているのですね。最初は本当に気軽な思いで、三カ月程度でも先生のお手伝いができれば、と始めた勤務でしたが、小鯖マジック？　でしょうか。思いのほか楽しく、当初の予定を大幅に超えて、長居をしてしまいました。最近は鹿島病院勤務を勧めてくれた鈴木重道先生ですら「確かに自分が勧めたことではあるけれど、何も鹿島病院と心中しろと言った覚えはないぞ。いい加減、嫁にも行ってくれ。森脇パパから恨まれるのは困るからな」などと言われる有様です。

急性期病院から療養型病院へと勤務先を変えて、やはり自分を支えてくれているのはこれまでの経験です。一見まったく関係ないことのようにも思われますが、ＩＣＵ（集中治療室）で生死の境をさまよう患者さんから教わった多くのことが、鹿島病院に入院中の寝たきりや重度意識障害となった患者さんのケアに役立っているのです。研修医時代も含め松江日赤での診療は、第一線で病気と向き合うハードな毎日でした。テーマは〝患者さんを病気の魔の手から救い出せるか、どうか？〟

医療はけっして勝ち負けの世界ではありませんが、急性期病院での医療は比較的白黒結果がつけやすく、その分手応えが大きい。私たち医者にとっても、そこに生きがいを見いだしやすいのかもしれません。毎日がスピィーディーな展開の連続で、私はスタッフや上司にも恵まれ、本当に有意義な毎日を過ごすことができました。

確かに最初、療養型病院での高齢者医療への取り組みには戸惑いもありました。ぼけてしまったり、寝たきりになってしまった人たちに対する医療、その意義はなんだろうか。介護を要する寝たきりの高齢者に対して、あるいは自分が寝たきりになったとして、私たちがそのときに望むことは何だろう。そういう状態になった時も自分は医療にまだ何かを期待しているだろうか。自分の仕事に対してやりがいを見いだすために、人はあれこれと頭でっかちに思いを巡らすものです。

実際に鹿島病院で仕事をはじめてみると、それまで見えなかったさまざまなものが見えてきました。入院を余儀なくされている高齢者は病気にどっぷりと浸かってしまった人たちです。私たちには、もはや患者さんを病気の魔の手から救い出す事はできません。しかし、彼らの人生がそこで終わってしまったわけではないのです。重度意識障害で開眼することもなく何ら声を発することもできない患者さんが、家族の呼びかけに表情を和らげ、医者の行う処置に対し顔をしかめることがあります。一方、ぼけた人にもその人の理屈にみあった喜怒哀楽がみられるのです。

高齢者医療の現場には患者さんの命だけでなく、その人のこれまでの生き方、生活環境、家族、そして最後にその人がこの世に残していく〝何か〟が存在しています。

急性期病院では患者さんの命を守るために病気の事情が優先されますが、療養型病院ではゆったりとした時間のなかで家族や地域とともに患者さんの事情を優先した医療がなされています。テーマは〝患者さんその人が生きている意義を見いだすこと〟かなあ？　などと最近になって思い始めたところです。

昨年四月から父の医院で仕事を始めておりますが、私が週一度の鹿島病院勤務を続ける理由は、療養型病院での高齢者医療に対して何らかの意義をみつけたからでしょう。あっという間の月日でしたが、今こうして振り返ってみると鹿島病院でもいろいろなことがありました。これまでのこと、そしてこれからのことをこうしてゆっくりと語り合う時間が持てることをとても嬉しく思っています。

まだまだ未熟者ではありますが、これからもよろしくお願い申し上げます。

森脇医院　森脇里香　拝

二〇〇五年三月

1　病院から追い出される！　―「焦げつき」と「追い出し」―

なぜ一つの病院で医療は完結しないのか？

よく患者さんのご家族から「病院を追い出される」「病院が追い出しにかかっている」などと聞くことがあります。病院側からすると決してそんなつもりはないのですが治療が一段落つくとすみやかに退院をお勧めしていることは事実です。とても自宅には帰れない状態で退院の話が出てくるのは患者さん側からすると「追い出し」以外の何ものでもないのです。

急性期、療養型を問わず退院に関してはしばしばいろいろなトラブルが起こってしまいます。一言で言えば、お互いの誤解、あるいは理解不足が原因です。今はやりの、インフォームドコンセント（説明をうけた上での同意）の範疇に入ることでしょう。患者さんやそのご家族は一度、入院すると全く元気になる（全快）まで同じ病院で治療が行われると考えています。

現に過去の日本の医療はその通りになっていました（完結型の医療）。しかし、最近のわが国の医療情勢の変革はめまぐるしさを増しており、私たち医療人でさえ他領域のことや関心の薄いことにはなかなかついていくことができません。ましてや平素は医療に全く関係のない一般の人たちにとって、その仕組みは容易に理解できることではありません。

「なぜ病院を替わらなければいけないのか？」を最初に説明するのは担当医の役目です。医療人、特に医師は専門ばか、世間知らずの筆頭です。患者さんへの病状説明のとき、わけの分からない専門用語、時には略語や英語、ドイツ語を交えながら話している光景（これは若い医師によくあることですが）を見ていると冷や汗が出てきます。この担当医がご家族に十分理解、納得していただける説明をしないと、「追い出し」という表現になってきます。

小学校を卒業して中学校に進むとき、だれも小学校を追い出された、とは考えません。小学校に六年間通うと次は中学校に通うのが当然だと誰もが考えています。高校を卒業するとそのまま大学に進む人もあれば、受験に失敗して浪人して予備校に通う人もあります。予備校通いが理不尽と考える人はありません。ある意味、かわいそう、とか不運、だろうと感じることはあっても憤りを覚える人はいないでしょう。「学校を追い出される！」とは考えません。それは教育のシステムが以前からずっと一貫しており、社会がそのシステムを受容しているからなのではないでしょうか？

残念ながら、わが国の急性期病院から療養型病院への流れ、老人ホーム（特別養護老人ホーム、老人保健施設など）、在宅への流れなど、一般の方にはまだまだ理解されていないのが現状です。急性期病院の医師や看護師もひいては療養型病院（老人病院）の医療スタッフも正しい理解がなされていないかもしれません。みんな理解が乏しい中で入退院が行われているのですからトラブルが発生しても決して不思議ではないのです。

それでは簡単にその流れを説明しましょう。あなたの大切なご両親、例えばお母様が脳梗塞で突然倒れられたと仮定しましょう。おそらく救急車で急性期病院（多くは地域で医療の中心となっている大病院）に搬送されるでしょう。そこでは短時間のうちにＣＴやＭＲＩを含め多くの検査が行われます。確定診断が得られると直ちに治療が開始されます。急性期病院の最も得意とする分野・領域といえるでしょう。一時は死の淵をさまよった末に、幸運にも生還されたとしましょう。あなたははじめ、驚愕、混乱、死の覚悟などさまざまな感情が交錯した後、安堵感を覚えることでしょう。

一定の期間、点滴治療が行われた後、お母様は危篤状態から脱出した後は後遺症（例えば片麻痺、失語症、嚥下障害、意識障害など多彩な症状）を少しでも改善しようとリハビリテーションを受けることになります。多くは回復期リハ病棟というリハビリを専門に行う病棟に転棟することになります。主治医も神経内科医からリハビリテーション医に交代するかもしれません。脳梗塞発症後、約三カ月はこの回復期リハ病棟で緻密な治療計画のもとリハビリテーションが行われます。そこで自宅で生活できるまでに、あるいは外来通院が可能になるまでに回復すれば無事退院の運びとなります。

しかし、いつも予定通りに回復するわけではありません。脳梗塞が重症であったり、発症後に肺炎や褥瘡《じょくそう》が発生すると順調な経過をとることは難しくなってきます。こうなると担当医は「自宅へ退院することは難しいな、どこか受け入れ病院を探さなければいけないな」と考えるようになります。担当医は上司や病棟師長（婦長）などから「早く次の病院を探すように」と、せかされることになります。そこで院内にある医療相談室や地域連携室といった部署に赴き、転院先を探すことになります。あるいは個人的に付き合いのある病院に打診するわけです。

一般に急性期病院は多くの場合、複数の療養型病院と連携があり、担当スタッフの判断でいくつかの病院と受け入れの交渉をします。依頼を受けた療養型病院は詳しい診療情報を急性期病院から入手したり、実地調査（実調と略すこともあります）に基づき、受け入れ可能か否かを判断します。その間、家族であるあなたは受け入れ病院のスタッフ（多くはMSW: Medical Social Workerと呼ばれる相談員）と話し合いが持たれます。そこでは療養型病院の機能について説明が行われたり、ご家族からの要望を伺ったり、時には入院期間の限度を設定されたり、医療費の支払いの確認など患者さん側からみるとあまり気分の良くないことも話し合われるかもしれません。あるいは前もって病院を見ていただくこともあるでしょう。

これらの複雑な手続きを経て、ようやく入院が決定します。時には「当院に入院していただく患者さんではないようですから他の病院をあたってください」と丁重に断られることもあります。急性期病院に搬送されたときと比べてあまりの手続きの煩わしさに驚かされることでしょう。

それでも素朴な疑問として、どうして急性期病院はそんなに退院を急ぐのでしょうか？　一言で言えば「収益の確保」です。元はバブルの崩壊、医療費の高騰に行き着くのですが、一部の最先端医療を行っている施設を除き、大学病院、国立病院、その他公的病院も独立採算制に変わってきました。いくら医療レベルの高い病院でも毎年、赤字を出し続ければ存続が不可能になってしまいます。以前のように患者さんを救うためには収支のことなど考えてはいけない、という私たち医療人にはこの上ない環境の下、湯水のように医療費を使うことができた時代は

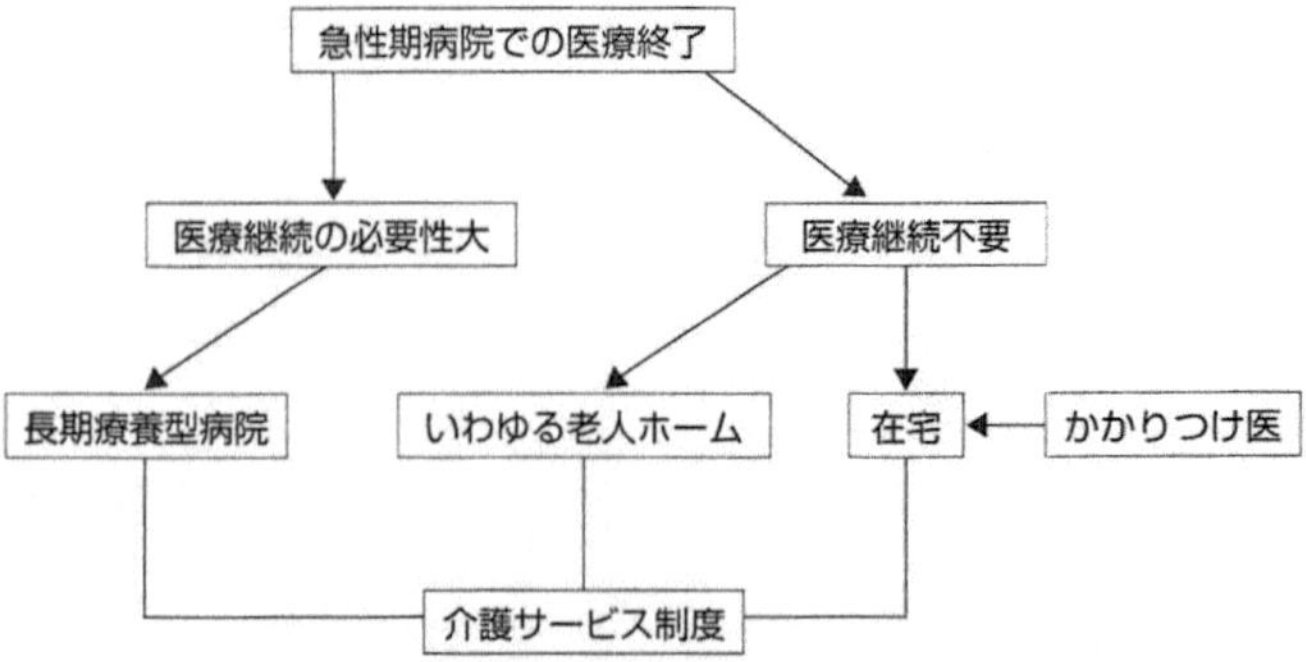

急性期病院から療養型病院への流れ

終わりを告げました。ただ、そのような風潮が日本の医療社会の隅々にまで行き渡ってしまったため、医療費の破綻を招いたのは事実です。今は限られた医療費を必要な人に必要なだけ公平に分配する、という意識が台頭してきました。大病院というブランドだけで自由勝手な医療は許されない状況なのです。

それではどうすれば急性期病院は本当の意味での急性期病院としての役割を果たすのでしょうか？　それは「平均在院日数の短縮化」です。入院期間が短ければ短いほど、急性期病院として十分な機能を果たしていると評価されるのです。平たく言えば、「病気を早く治す病院が優秀な病院」とされ、その診療報酬も高くなる仕組みになっています。入院期間が短くなれば新しい患者さんがどんどん入ってくることにもなります。即ち、回転率が早くなるわけです。急性期病院は平均在院日数十四日程度を目指しています。この十四日という目標を達成するのは至難の技です。少し気を緩めるとあっという間に三日、四日は延びてしまいます。平均在院日数をクリアしないと診療報酬は下がり、病院の経営は苦しくなってきます。経営が苦しくなると良質の医療の提供が難しくなり、その被害は患者さんへと波及してきます。二〇〇四年四月からは大学病院の法人化が始まりました、大学病院といえども赤字を出すと先行きが怪しくなってきます。

このように急性期病院として活躍していくには長期入院患者さんを極力減らしていかなければなりません。もちろん、日帰り手術や一泊手術の件数、短期入院の検査数を増やしたり、外来での癌化学療法や輸血治療を行なう、などの努力もしなくてはなりません。

急性期病院が平均在院日数の短縮を考えるとき、真っ先に行うことが長期入院患者の退院・転院です。一つのベッドを同じ患者さんが一年間占拠していると仮定します。もしこの患者が退院していたら、平均在院日数が十四日の病院では二十六人の急性期の患者さんを入院させることができるわけです。この回転率の良さが急性期病院の生きていく道なのです。このような状況下では、長期入院の状態を「焦げつく」と表現します。この言葉に対応しているのが「追い出し」なのです。このあたりにも医療不信の根源の一つがありそうです。いくら良質の急性期病院でも長期入院になってしまうことはいくらでもあります。問題は「焦げつき」と考えるか否かです。

「焦げつき」は確かに急性期病院にその責任があると考えられますが、「追い出し」に関しては療養型病院にも責任の一端はあります。最も大きな要因はそのイメージの悪さにあります。「暗さ」、「恐さ」のイメージがまだ一般の方には根強く残っているのです。中学校から高校へ行くのに「追い出し」と言う言葉は使われません。それは高校入学のイメージが一般的に喜ばしいことであると認識されているからです。早く「やっと療養型病院に移ることができるようになった。よかったなあ！　これで在宅が一歩近づいたぞ！」と喜んでいただけるような日がくれば、「焦げつき」の言葉は残っても、「追い出し」という言葉は医療界から消え去るでしょう。

それでは今の療養型病院は本当にすばらしい機能を発揮しているはずなのに世間の悪いイメージのため、全てが誤解されてしまっているのでしょうか？　当然のことですが答えはノーです。

私たちは過去において、そして残念ではありますが現在においてさえ、療養型病院としての機能を十分に発揮して来たわけではありません。わが国の医療は百年以上にわたり、今で言う急性期病院主導で発展してきました。療養型病院はある意味、置き去りにされていたと言わざるを得ません。

しかし、急性期病院は今後ますます、その平均在院日数は短くなり、全ての医療を急性期病院が担うことなどとてもできることではありません。療養型病院の機能が十分に発揮されない限り、医療の質の向上はあり得ないのです。

なぜ、今まで療養型病院は正当な評価を受けることができなかったのでしょうか？　最も簡単な答えはその「医療レベル」にあります。いくら安定期にある患者さんが入院するといっても、やはり「病人」です。病態が急激に悪くなること（急変）はしばしばあります。その急変や症状の増悪、新たな病気の出現（合併症をふくめて）に的確に対応できなかった点にあります。急性期病院と同じ医療レベルを求めているのではありません。医療として最低限必要なこと、それすらできていなかったのかもしれません。医療という点において急性期病院より優れているところは何もなかったのではないでしょうか？

こんなことを書いてしまうと多くの療養型病院の先輩医師たちからの私への非難が集中することは明白ですが、「療養型病院の医師たちは本当に情熱を持って高齢者医療に携わってきたのか？　多くの経験をこの医療に傾注してきたのか？」と言いたくなります。

老人病院をインターネットで見ていたとき、こんな書き込みを見つけました。「私たちは老人病院に入院させてもらえるだけでありがたいのです。患者側が老人病院を選ぶどころか、どこも入院させてもらえないこともよくあるそうです。とはいうものの老人病院の先生や看護・介護の人たちと話していると医療に対する意欲というものを感じることは少ないのです。寂しいですね。患者本人からまともな反応が期待できない以上、やる気がないのはしかたないのかもしませんn」

私も寂しい！

医師たちが医療に強い意欲を持てないというのもある意味で理解できるのです。今の老人医療は医療をやればやるほど収益が落ちるシステムになっています。このようなシステムは今後、近い将来、急性期病院にも導入されるのは確実です。余分な検査、治療をすればするほど収益が減るのです。

しかし、少し考えれば理解できることですが、このシステム（包括医療）が医師の診療意欲をそぐことはあり得ませんが、療養型病院の医師たちはよく聞く台詞です。「包括医療じゃ、やってられないよな!」しかし、このような消極的な姿勢が患者やそのご家族に伝わるのでしょう。それがインターネットの書き込みとなって世間に出てくるのです。療養型病院の罪です。

2 後方支援病院なんかじゃない!

先日、医師会が主催するリハビリテーションの講習会に参加しました。講師は急性期病院のリハビリテーション医、PT(理学療法士)、OT(作業療法士)でした。そのリハビリテーション医の話の中で、急性期リハビリ、回復期リハビリが終了した患者の中にどうしても、もう少しリハビリを続けたい人がいるが、受け入れてもらえる後方支援病院が少なくて困っている、という話がありました。話の内容はさておき、私は後方支援病院という言葉に強い違和感を感じました。彼のことは個人的にもよく知っており、人格的、学問的にも非常に優れた医師なのですがこの言葉には反発を覚えました。最近よく後方支援病院という言葉を耳にします。後方支援という言葉はおそらく一九九一年のイラク戦争のとき、日本の立場として、戦争には参加しないが米軍に対して後方から支援したり、復興に携わるという意味で使われ始めたのではないでしょうか? その言葉は次第に一般化し、医療の世界にも侵入してまいりました。

最近、療養型病院は急性期病院の後方支援病院という定義のようなものが根付きつつあります。以前の急性期病院からは鼻にもかけられなかった時代を顧みますと、「後方支援と認められるようになっただけでも幸せかな？」とも思えますが、でも少し待ってください。後方支援というのは、自分は戦わないで、戦っている人たちに対して安全な場所から食料や武器を前線に提供することですよね。それでは療養型病院は戦っていないのですか？　医療という戦場で？

急性期病院が戦いやすいように、良い環境を提供することが私たちの使命なのでしょうか？　それが戦略なのでしょうか？　もしこの考え方を肯定するならば私たちのやっている医療は何なのでしょう？　それではあまりにも患者さんたちがかわいそうです。

「後方支援病院」大嫌いな言葉です。

医療を土木工事に例える人がいます。急性期病院は突貫工事だといいます。とりあえず人が渡れるように橋を架ける、道路を造るなど、テキパキと短時間で終えてしまいます。それで橋や道路の機能はある程度、果たせるのですが満足のいくものではありません。歩きやすいように舗装したり、欄干や路側帯や街灯を設けて、より使いやすいものに仕上げる必要があります。これが療養型病院の機能だというのです。道路の舗装や欄干設置が土木工事において後方支援なのでしょうか？　決してそんなことはありません。おなじ土木工事（医療）といってもその業種（医療内容）が異なるだけなのです。私たちには大型クレーンやブルドーザー（最新医療機器）は必要ありません。きめ細かな心配りや歩く人の身になって考えることができる「優しさとか思いやり」という目に見えない機器と、必要最低限の機械（医療機器）があれば十分なのです。

それではどのような表現をすればいいのでしょうか？　「連携」です。お互いが強い、良質の連携を保つことが良い医療を創り上げ、お互いが成長していくのではないでしょうか。療養型病院は急性期病院の後方支援病院ではありません。下請け病院でも寄生虫病院でも宿り木病院でもありません。急性期病院と療養型病院は強い連携によって医療を完結させる役割を持っています。平等なのです。差別はやめましょう、お互いに。

3　老人ホームとの違い

「老人病院と老人ホームはどこが違うのです?」

とよく訊かれます。特に、急性期病院の医師たちに。

「先生はどう思います?」

「お医者さんが経営しているのが老人病院で、医師以外の人が経営しているのが老人ホームじゃないの? いずれにしても僕には同じように思えるけどね」

まず、老人ホームの説明をしなければなりません。介護保険が実施されて以来、老人ホームという施設は存在しなくなりました。ただ、一般には老人が在宅生活を送れなくなったとき、身の周りの世話をしてもらえる施設、と理解されています。

いわゆる老人ホームには、介護老人保健施設と介護老人福祉施設があります。介護老人保健施設の基本理念は、「自立支援」であり、病院と自宅の中間施設の役割を果たします。即ち、入院するほどではないが、自宅で生活するにはかなりの支障がある。もう少しＡＤＬ（日常生活動作）の機能が上がれば、自宅で生活（自立）ができる方にある一定期間（三～六カ月）入所していただき、リハビリなどを行い、在宅生活を目指す施設です。

一方、介護老人福祉施設は特別養護老人ホームと呼ばれ、入所者に対し、施設サービス計画に基づいて、入浴、排泄、食事などの介護、その他の日常生活の世話、機能訓練、健康管理および療養上の世話を行うことを目的とする施設（介護保険法第七条二一項）とされています。すなわち、介護老人保健施設はあくまで在宅を目指している人が入所するところで、在宅生活はとりあえず考えられない人が生活の場として入所する施設が介護老人福祉施設と言えるでしょう。

このように二つの施設は機能上、明確に分けられているのですが、現状はなかなかうまく調整ができていません。介護老人保健施設の中に、在宅生活が全く行えない人も多く入所しておられ、在宅復帰というニーズに応えられていないという問題があります。あるデータでは、介護老人保健施設から自宅へ帰られた方は全体の七・八％という低さでした。

その理由として、介護老人福祉施設の絶対数が不足しているため、介護老人保健施設にも在宅復帰不可能な人が入所されていることがあげられます。もう一つの理由はそのご家族にあります。病院を退院するときは、三カ月間老人保健施設にいてもらって、その後は家で介護しよう、と考えていたもの、その時期が来るとご家族が億劫になって退所を拒否されるのです。

「せめて田植えが終わるまではおいてください」

「もう少し涼しくなるまで」

「孫が高校受験なものでそれが終わるまで」
「〇月〇日に法事があるので、それが終わるまで」
「自宅を改修する予定なので、それが終わるまで」

いろいろな理由で退所を断られます。介護の必要のない生活にいったん慣れてしまうと「さあ、頑張ってもう一度うちのおじいさんを家で看てあげよう！」とは、なかなか思われないようです。こんなことなら、病院から直接、家に帰った方が良かったかもしれない、と考えてしまいます。

帰りたい！　帰れない！　老人の悩みは果てしなく続くのです。

さて、それではこれら老人ホーム（介護老人保健施設や介護老人福祉施設）と老人病院（療養型病院）との違いは何でしょう？　一言でいえば、老人病院は医療と看護・介護を同時に必要とする患者さんが比較的長期に入院治療を受ける病院といえるでしょう。体制的には、医師、看護師が二十四時間いることが最も大きな相違点です。感染症の治療、ターミナルケア（終末期医療）、リハビリテーション機能、褥瘡の予防・治療、栄養管理、口腔ケアなどを中心に行っています。感染症（呼吸器感染症、尿路感染症、褥瘡など）は老人病院では極めて多発する病気で、これらをうまく治療していかなければ、老人病院の存在価値がないといえるでしょう。私たち、老人病院に勤務する医師はこれらの感染症をコントロールして初めて、有意義なリハビリテーションが行えると考えています。その他、老人は糖尿病、高血圧など合併症を多くもっておられるため、それらのコントロールも行います。また、原則としてあらゆる疾患に対処しておりますが、骨折・腸閉塞などで手術が必要になったとき、心筋梗塞などの急性期医療が必要なとき、人工呼吸器が必要な呼吸器疾患などでは急性期病院に搬送し、治療をお願いしています。病気が新たに出現したり、増悪するたびに急性期病院に移されては、患者さんおよびそのご家族もたまったものではありません。できるだけ院内で治療できる体制を整えています。

老人病院のジレンマ……老人病院の医療が充実してくると困った問題が起こってきます。老人ホームと変わらないと思って入院してきたが、医療・看護レベルが予想以上に高く、加えて介護士さんも親切で、環境もゆったりしていて、老人にとってこれ以上の環境はない、ずっとここにおいてもらうのが一番だ、といって退院していただけないという問題が出てきているのです。療養型病院は急性期病院と自宅、老人ホームの中間に位置していることは、表現を換えれば、両者の長所を併せ持つことになります。「病気もしっかり診てもらえて、看護・介護も充実」全ての人にこのような評価を得られるように私たちも頑張っていかなくてはなりません。

4　老人病院のはじまり

老人病院という言葉は、一体いつ頃から使われだしたのでしょう。

少なくともずっと昔は、小児も妊婦も老人もすなわち、老若男女、みんな同じ病院に入院していたはずです。それが医療の発達に伴い、細分化し、産婦人科、小児科が分かれ、また、臓器別に循環器科、消化器科、呼吸器科、耳鼻科、眼科など数えきれない診療科ができてきました。

救急外来に患者さんが搬送されてくると、まず救急医や当直医が診察し、入院が必要になると各診療科に振り分けられます。

普通、この流れはスムーズに流れるのですが、時に各診療科で押し付けあいになることがあります。それは高齢者の場合です。明らかに患者さんは消耗が激しく、入院が必要なことは素人目にも明らかなのですが、さて、診療科はどこか？　となるとなかなか決まりません。時々、救急外来で次のような会話が飛び交うことがあります。

「食事が入らないのだから消化器科だ！」

と循環器科の医者が言えば、

「足も腫れているし、心不全があるに違いない。君のところだ！」

と言い返せば、

「いや、心エコーでは心臓は動いてるからうちの科ではない！　ちょっと待てよ、肺炎を起こしていて、それが原因で食事が入らなくて、同時に軽い心不全を起こしてしまったんじゃないか？　呼吸器科に相談しよう」

と循環器科医が言えば、

「それもそうだな、今夜の呼吸器科の当番は○○先生だったね。彼は人がいいから、きっと受け持ちになってくれるよ。よし、電話してみよう！」

と消化器科と循環器科がグルになって呼吸器科に患者さんを押し付けることって、日常茶飯事です。

人がいい呼吸器科の○○先生は、他科の思惑通りに受け持ちになってしまい、翌日、呼吸器科部長に報告すると、

「うちは老人科じゃないんだから何でもかんでも引き受けてもらったら困ります。それでなくてもベッドがなくて困ってるんだから」

と、叱られてしまいます。

このように、大病院では高齢者というだけで各科から敬遠されてしまうのです。でも、みんながみんな敬遠しているわけではありませんので、誤解しないでください。ただ、どうしても診療科からはみ出してしまいがちになるのは否めません。それなら、それで一カ所に集めたらどうか？　ということで、老人病院ができたのではないでしょうか。特に介護が必要な高齢者（要介護高齢者）の場合、どこまでが医療で、どこまでが介護か、その「線引き」は難しく、その曖昧さ故に老人病院が存在できたのでしょう。

昔は要介護高齢者を自宅で看るのは当たり前でした。嫁は姑の世話をするのが当然で、もししなかったら隣近所でなんと非難されるかわかりません。しかし、高度成長時代を迎えた、一九七〇年代に入ると、核家族化、妻の就労（共働き）などによって、家庭内で介護する人手がなくなってきました。さらに高齢者の急激な増加が加わり、要介護高齢者の受け入れ先（病院、施設）の需要が急速に高まってきました。「お金はあるけど人手がいない」という状況になってきました。この頃から、特別養護老人ホームが各地で造られましたが、その需要には全く追い

つくことができませんでした。

そこで、病院がその受け入れ先として選ばれることになりました。特に、療養所とかサナトリウムと呼ばれる病院は元々、結核患者用の病院でしたが、一九七〇年代になると、結核患者の数は大幅に減少し、空きベッドが増えてきた時代でした。そこに自宅で介護できない要介護高齢者が次々と入院していきました。今なお、老人病院が山の中腹や街の中心から離れた処に数多く存在するのは結核療養所から転換したことが原因の一つでもあるのです。現在の老人病院が陰湿なイメージをひきずっているのはこの理由からかもしれません。また、今でもその名残はありますが、「特別養護老人ホーム」は昔の「養老院」をイメージさせるため、世間体も悪く、施設より病院が好まれました。

もう一つの理由として、これが最大の理由かもしれませんが、一九七三年、老人医療費の無料化によって、病院に入院するのが経済的にも最も負担が少なくなったことが老人病院化へさらなる拍車をかけることになりました。

このような背景のもと、老人病院は急速にそのベッド数を増やしてきました。

当時の療養所では、結核の治療の進歩によりほとんどの結核は薬で治せるようになっていたため、入院患者は入院するとほとんどが良くなっていくのです。入院時でさえ、患者の状態は見た目は健康な人とほとんど変わらない状態でした。生活は自立しており、介護を要する人はほんの少数でした。このような状況に慣れっこになっていた病院に要介護の高齢患者がどんどん入ってくるのですからうまく対応できるはずがありません。

老人の専門医療を考える会の平成十五年度版「老人病院機能評価マニュアル」には、要介護老人への対応には四つの機能が必要である、と述べられています。

（一）高齢者の身体的、精神的、社会的特性を十分理解した上での医療機能

（二）食事、排泄、入浴、身だしなみ等の日常生活の基本を支える介護機能

（三）長期にわたる療養生活絵を少しでも快適に送るための生活の場としての機能

（四）障害部位への狭義のリハビリテーションを含めて高齢者の残存機能を最大限に引き出し、また生きる意欲や喜びを刺激する広義のリハビリテーション機能

これらを各個人の状態や状況により組み合わせ、ＱＯＬ（Quality of Life:生活の質）を高めるといった思想こそ不可欠であるのに病院はこれらの機能をほとんど持たぬまま、要介護老人を受入れてしまったのです。

結果はすでに知られているとおり、多くの高齢者は、寝かせきり状態にされ、汚れたオムツ、褥瘡、さらには不適切な検査や治療の中で人生の残り少ない時間を送ることとなったのです。このような状況下で老人病院はスタートしたのです。

5　暗い！　寂しい！

「老人病院！」なんて陰鬱な響きなのでしょう。

その昔、精神病院のことを脳病院と言っていた時代がありました。この二つの呼び方、どこか

共通点があります。すなわち、病院の上に老人や脳を冠することによって一般の病院と区別あるいは差別されていました。結核療養所の前を通るときは息を堪えて早足で駆け抜けるようにと、教えられたように。

一般の病院のイメージといえば、患者で溢れかえった待合室の前を聴診器をぶらさげたお医者さんが、若い看護師さんと忙しそうに行き交う、または手術中と照らされた表示板の電気が消えると同時に手術衣姿で汗にまみれながら、待合室にいる患者さんの家族の前に現れる。救急車が病院の玄関に横付けされるや否やたくさんの医師や看護師が救急患者を出迎え、てきぱきとストレッチャーを院内へ誘導する、といったところでしょうか。大学病院や県立病院などの公的な大病院や救命救急センターは街の中心にあり、その活躍はマスメディアにも頻繁に取り上げられます。また、みなさんも時にはお見舞いなどで訪れることもあり、容易にイメージできるでしょう。

一方、老人病院は中心地から離れていたり、山の中腹など交通の不便な所に立てられていることが多く（事実、私の病院も田舎の谷間にあり、あたりは別名「マムシ谷」とよばれているそうです）、病院に関係のある人しか訪れることはありません。何かとっつきにくく、人を拒絶するような雰囲気を持ってしまいます。老人病院のイメージを簡単に表現すると「暗い」、「寂しい」、「汚い」、もう一つ付け加えるならば「恐い」も入るかもしれません。要するに、容易に中が見えないのです。中が見えないものは不安で、暗くって、寂しくって、恐いものなのです。ブラックボックスというか、一種、お化け屋敷のようなイメージを持つ人もいるでしょう。

私が中学生のとき(当時私は兵庫県西宮市に住んでいました)、友人のおばあさんが痴呆症になりました。彼の家は裕福ではありませんでしたが母子家庭で、母親は働いていました。さあ、困った。日中、誰もそのおばあさんを見る人がいないのです。

その頃、「京都にこんなおばあさんを入院させてくれるお年寄りばかりが入院している病院がある。かなり待たなければいけないけど入院すると二～三カ月で亡くなってしまうらしい。可哀想だけどその病院に入れようかと思っている」と友人の母親が言っていたのを鮮烈に覚えています。結局、病院を見学に行かれて、あまりの環境にそのおばあさんの入院予約は取り消されたと聞いて、軽い安堵感を覚えました。

私は大学を卒業後、京都で呼吸器外科医としての一歩を踏み出しました。ある日、京都の街をドライブしていると、偶然、中学生のときに聞いた、あの病院を見つけました。その病院は山裾にあり、かなり大きな五、六階程度の建物でした。ベッド数は千床を優に越えます。そのわりに人通りや車の往来はほとんどなく、静けさが漂っています。その前を道路が山に向かって走っており、車中からほんの一部ですが病室を見ることができたのです。病室は薄暗く、ベッドの高さは大人の腰の高さで、ベッド柵は高さ一メートル程度もあり、ちょうど檻のように見えます。ベッドが高いのはオムツを交換するとき、かがむ必要がないためスタッフの腰に負担がかからないように配慮されているのです。そんな檻ベッドが所狭しと、かつ整然と並んでいます。患者さんの姿は見えませんでしたが彼女(彼かもしれない)はその残り少ない一生を薄暗い病室に据えられたあの檻のようなベッドの中で過ごすのか、と思うと堪えられなくなってしまいました。

しかし、当時の私は駆け出しの外科医。そんなことに時間を費やするより、手術書の一つでも勉強することがずっと大切でした。事実、つい最近までこの出来事を思い出したことは一度も無かったのです。

老人病院、脳病院、結核療養所、最たるものはハンセン病の療養所でしょう。あえてこの表現を使いますが「このような類いの病院」には共通した暗い、無気味なイメージが存在します。あなたがこのようなイメージをお持ちだとしましょう。あなたはそのイメージを直接、病院の中を見学したうえで持ったのでしょうか？　ひょっとしてずっと昔、幼い頃に誰かから教えられたのではないでしょうか？　そのイメージは訂正されることなくそのまま何十年経ってしまったのではないでしょうか？

ちょうど第二次大戦が終わって六十年近く経過した今でも中国、韓国をはじめアジアの国々が、日本が帝国主義、侵略主義を振りかざし、再びアジアに脅威を与えるのではいかと不信、嫌悪を抱いているのと似ています。その誤解の責任は日本を十分理解していないアジア諸国にあるのでしょうか？　日本は戦後、生まれ変わったのだ、平和・友好を愛する国民になったんだ、ということを諸外国に心込めて説明し、過去の過ちを償ったのでしょうか？

私の愛する老人病院たちは三十年前の悪いイメージから脱却して、良質の医療・介護サービスを提供する、あるいは目指していることを社会に積極的に説明しているのでしょうか？　このような努力が欠けていたために、今なおネガティブなイメージのままでいるのです。

友人の医師からこんな話を聞いたことがあります。

「先生は松江の人間ではないからわからないと思うけど、松江の人は松江日赤で亡くなることがひとつのブランドと思っているのですよ。松江日赤は松江で最高の医療をしてもらえる病院、だからたとえそこで死んだとしても家族は納得するのです。例え本当の意味で最高じゃなかったとしてもね」

「そうか、死に方じゃなくて死に場所が大切なのか？　だったらうちの病院で亡くなられる方はあまり幸せじゃないんだ！」

「ある意味ではね」

そうか、日本人は死に場所までブランド志向なのだ！　私の病院で亡くなられた患者さんの御家族が最後に、

「先生、看護婦さん、本当に良くしていただきました。きっとおばあちゃんも喜んでいます」と言ってくださること。この一言に私たちは支えられているのだけれど、これがお世辞であったり、大人独特の言い回しであったりすると悲しいですね。信じたくないです。

でも、本当は自宅で死を迎えられることがもっと幸せです。亡くなられる方にとって、また、その死をみとる方々にとっても。新聞報道で死亡のニュースが伝えられます。皆さんはお気づきでしょうか？　欧米の著名人の死亡報道の場合、よく「肺炎のため自宅で死亡」とか「大腸がんのため自宅で死亡」とかいう表現がなされていることを。それに引き換え、わが国の著名人の死亡の場合、ほとんどが「都内の病院」とか「〇〇大学病院」で死亡、と最後の死に場所

が病院になっています。いつの頃から、この国の人たちは自宅で亡くなることがこんなに少なくなったのでしょう。みんなが死に場所として病院を選ぶようになった頃から、この国は間違った方向に歩み出したような気がしてなりません。

6 日本はまだまだ貧しいのです

松江市は島根県の県庁所在地です。でも、人口はわずか十五万人程度の小さな町です。山陰の小京都と云われ、その落ち着いた佇《たたず》まいは観光客の心を確実に洗ってくれます。島根県は約人口七十五万人。

娘が小学生の頃、社会の教科書に県別の特徴を記したページがありました。例えば、青森県だったらリンゴの産地、新潟県はお米とかいった具合です。島根県のお隣、鳥取県は砂丘、大山とありました。さて、島根県は出雲大社かな？　思って教科書を見てみると、「過疎」とあるだけ、思わず苦笑いしてしまいました。

もちろん、高齢化率（六十五歳以上の人口／県人口）は日本一です。ある新聞記事をご紹介しましょう。その新聞記者は松江に赴任した直後だったようです。人口十五万人とはいえ、松江は県庁所在地で、それなりの活気はあるだろうと思っていたが、街をくまなく散策しても人通りはまばらで、一体どこに十五万人の人がいるのだろう。デパートに行っても、商店街を歩いてもたくさんの人を見ることはなかったとのこと。不思議で仕方がなかったようです。ある日、取材で赴任後初めて、松江日赤を訪れたとき、彼の疑問はすぐに解決しました。溢れかえる外来患者、満床の病室に見舞客。

「そうか！　ここにいたんだ！」

松江の中心地から車で二十分も走ると、そこにはもう田園風景が広がってきます。里山が点々と存在し、その麓には明らかに農家とわかる家々が見られます。どの家も大きく、広い庭をもっており、その横には田畑が接しています。一言で言えば、「のどか」です。さすがに藁葺き屋根の家は数えるほどに少なくなってきましたが、まだまだ古き良き日本の風景で、郷愁をそそるのです。車で通り過ぎただけではわからないかもしれませんが、少し立ち止まってその風景に浸ってみてください。最初感じた郷愁や憧憬はみをひそめ、人影がないことに気づくでしょう。

療養型病院に勤めるようになって、初めての経験は往診です。今まで、往診の経験はほとんどなく、当初、新鮮な気持ちで出かけていきました。私たちの病院は二十四時間往診応需の体制をとっているので、夜間に往診依頼があると宅直当番の医師、看護師は病院に出向き、そこから往診にでかけます。この辺りは日本海が近いため、多くの患者さんの家は漁師か農家です。都会育ちの私にとって、農家の造りは珍しく、興味津々といったところです。

しかし、昼に往診に行っても、夜に行っても家の中はガラーンとしているお宅が多いのです。聞いてみると、一人暮らしであったり、老夫婦だけの所帯であったりで寂しさが漂っています。子供は四人いるが、皆家を出て、都会暮らし。誰も戻ってくる意志はない。かといって、長年住み慣れたこの地を離れ、都会で生活する気は毛頭ない。

前の病院にいた頃、いつも私の外来に朝一番に受診する一人暮らしのお婆さんがいました。八十歳は優に越えていましたが、まだまだ元気です。外来の日は、朝五時半に病院の受付にくるのです。月一回の受診が彼女にとってはとっても大切な行事になっています。私は彼女の正確な病名や病状は覚えていません。「なんていい加減な医者なんだ！」と、思われるかもしれませんが、治療に値する程の病状ではなかったことは確かです。どうして外来にやってくるのか、こちらが聞きたい程でした。「地域では、私はゲートボールの達人でとおっている。先日はホールインワンをした」とか、「村の祭りで主役になって、テレビに映ったのを先生は見てくれたか？」とかいろいろな話題を必ず話してくれるのです。受診の前の晩は、私に何を話すか（決して身体の具合の話ではない）を考えているようです。私もよくよく気に入られた者です。息子さんがおられて、若いときに都会に出て行ったまま戻らず、可愛い孫とも会えるのは何年に一度。息子さんはちょうど私と同年輩とのことで息子になかなか会えないから、私がその代役を務めさせられていたようです。

ある外来の日、彼女はいつものように朝一番にはやってきましたが、少し様子がいつもとは違うのです。

「先生、聞いてください。息子が私の家を私が知らない間に売り飛ばしてしまったのです。私は息子たちがいつ松江に帰ってきても良いように、息子に内緒で家をもう一軒用意していたんです。それを先日、息子に初めて話したら、息子は松江に帰るつもりはないのか、すぐに売りはらってしまったんですよ。別に息子と一緒に住んで欲しい、とかじゃなくて、帰ってきたときのためにと思って別に用意しておいたのに」

と、涙ながらに話してくれました。話すだけ話したら、気が晴れたのか、

「先生、また来月来るけんね。だんだん（出雲弁でありがとうの意）」

と言ってそそくさと帰っていきました。診察も受けずに。彼女は今まで一人でがんばってきたので、こんなことでくじけてなんかいないでしょう、と思っていたら、その翌月、やはりいつものように私の本日、第一番目の患者さんとしてやってきました。

「先生、先月は話を聞いてくれて、だんだん。もうすっかり元気になりましたよ。いつまでもクヨクヨしているわけにもいかないしね。また、がんばりますよ」

と言った後、いつものように今年の夏休みに孫が遊びにくることを誇らしげに語り始めるのでした。

物質的には本当に豊かになった日本。でも、日本人の心は物質的反映に反比例してますます貧しくなっていくようです。豊かな日本を創り上げた功労者である今の高齢者が、最も「心の貧しさの被害者」になってしまっているんですね。

日中独居という言葉があります。若い者は皆、日中働きに出かけ、昼間は年老いた老人が一人。家の中で倒れていようが誰も気づかない。隣近所も皆同じような状況のため、誰も当てにできない、いわば日中独居集落になっているわけです。昔なら、幼い子供たちがそこら中を駆け回っていたり、母親の声が聞こえたり、おじいさんが農作業をしていたり、人の臭いが溢れ

ていた所も今は、空気も乾燥して、ひんやりとした寂寥感が漂っています。どの家も子供たちが遠くの都会に行ってしまったのではありません。彼らは松江に新しい居を構え、核家族で生活を営んでいる人も大勢おられます。この町は松江の中心地まで車で三十分程度。親になにかあればすぐに駆けつけることができるという安心感がさらに独居老人急増を加速させています。独居老人のために、在宅介護サービスの普及、老人会・敬老会の開催、公民館活動などさまざまなプランが立てられ、実行されています。

しかし、どれ一つをとっても家族との会話いわゆる団欒というものを越えることはできません。この町にも高齢者を対象としたそれはそれは立派な福祉施設があり、至る所に公民館や集会所があります。これほどの設備にどれだけの投資がなされているのかは定かではありませんが、本当に高齢者の福祉というか、幸せに貢献しているのでしょうか？　年を重ねる程に、永年住み慣れた家や土地がより大切なものになり、家族との関わりに幸せを感じるようになります。二十年前の老人たち、四十年前の老人たち、戦前、大正時代、明治時代いったいどの時代の老人たちが最も幸せだったのでしょう？　まだまだ貧しさを感じる日本社会です。

7　老人病院の二極化

どんな世界にも言えることですが、一つのグループがあるとしましょう。その集団が活性化されてくると必ずそのグループの細分化が生じてきます。最初は一つのグループであったとしても、その中で方向性や主義が全く同じ個が集まっているわけではなく、少しずつ異なっているのです。しかし、その集団に活性化が見られると、その差異はどんどん際立ってきて、最後には同じグループに存在することができなくなり、分裂していくことは決して稀なことではありません。例えば、政党が大きくなると政党内にいくつかの派閥ができたり、サッカーではJ1、J2、JFLと分かれたり、数え上げればキリがありません。

同じように、老人病院と一口に言ってもさまざまな病院があります。過去において、ただ病気かどうか首を傾げるような元気な老人でもベッドを埋めるためになんの治療もしないまま長期間、入院させていた時代がありました。ただ入院患者の身の回りの世話をしているだけでも十二分な医療費が支払われ、病院はただ存在するだけで大きな黒字を出していました。

しかし、この増大する医療費を押さえるために度重なる医療費の改正によって上記のような病院は生き残れなくなってきました。老人病院は急性期病院と自宅や老人ホームなどの施設の間に位置するわけですが、いままではどうやらかなり老人ホームサイドに位置していたようです。それが医療費のしめつけにより、老人ホームに近い医療費しか支払われなくなってきますと経営はとても苦しくなってきます。それは施設に較べて人件費がずっとたくさんかかるからです。

この問題を解決するためには二つの方法があります。一つは人員を削減して、さらに施設に近づけることです。もう一つは医療レベル（決して急性期病院の追従ではない）を上げ、療養型の病院として急性期病院と強い連携を持ちながら、特徴ある病院づくりを行うことです。

今、老人病院はこの二つの方向に向かって各病院が進んでいるのではないでしょうか。これが二極化です。このように述べていきますと、「みんな特徴ある病院づくりの方へ進めば良いじゃないか！」ということになります。でも、その方向へ進むためにはパワーが必要です。職員全体の前向きな姿勢が必要です。残念なことですが現在の全ての老人病院がそのパワーや情熱を持っているとは言えません。やはり、長い間不活化していた、という過去の経緯があります。ある程度の経験をお持ちの方、またはある程度の感性をお持ちの方は初めて病院を訪れたとき、その病院が活性化しているか否かをなんとなくでも感じ取ることができると思います。それは病院だけではなく、デパートやスーパーマーケットや個人の商店などでも同じようなことを感じ取ることができます。建物が新しいとか、古いとかではなくて、職員の活気とでもいうのでしょうか？　いずれにしても老人病院の二極化は確実に進んでいます。あなたはどちらの病院を選びますか？

8　病院の差別化を考える

前にも述べましたが、老人病院（療養型病院）は精神病院や結核病院と同じく、一般病院と区別されています。この区別というのは行政上の区別です。しかし、世間的には「差別」といえるでしょう。差別と区別はどう違うのか？　とても難しい問題です。

国連人権委員会は「差別とは、個人に帰することができない根拠に基づいた有害な区別。すなわち、社会的、政治的ないし法的な関係において正当化できない結果をもたらすような根拠、あるいはさまざまな社会的カテゴリーに属しているという根拠に基づいた有害な区別」と定義しています。

また、国連は「社会が自らの秩序を確認し、安心を得ようとすればするほど、犠牲となるものをマージナルな者に仕立て上げ、自らを加害者ではなく被害者であると妄想して、彼らを日常生活から排除するか、隔離する（スケープゴート論）」と差別の実態をわかりやすく説明しています（二〇〇四年二月二〇日、国歳真臣教授の退官講義にて）。

私の病院から数キロメートル離れた所に老人ホームがあります。それは本当に山の中にあります。県道から細い脇道が出ており、それを数百メートル走るとその建物にたどり着きます。県道からは建物の屋根すら見えないのです。四方が山に囲まれています。これが良い環境なのでしょうか？　私には世間と隔絶させられている、としか映らないのです。緑は確かに必要です。でも老人ホームの入居者の方にとって車の往来を眺めることも必要なことではないでしょうか？

一般社会と全く関連のない場所で余生を強制的に過ごさせられること、良いことではありません。なぜ、老人病院や老人ホームは人里離れたところに位置するのでしょう？　一言でいうならば国歳氏のいう「日常生活からの排除であり、隔離」なのです。もし、老人病院が街の真ん中にあれば、「患者が病院から抜け出し、地元住民に危害や迷惑を与えるかもしれない。そうなると地元住民は大きな被害を被ることになります。だから人里離れたところに病院は建てるべきです」と地域住民は主張するでしょう。その主張を聞き入れて、多くの老人ホームや老人病院は人里離れた所に建てられたのでしょうか？

老人病院の暗いイメージが先なのか、差別が先なのかはわかりません。しかし、この二つの現象が絡まりあって益々悪い方向に進んできたようです。同様のことは精神病院、結核病院、身体障害者施設などにもあてはまります。老人病院の入院患者が一度でも地域住民に被害を与えたでしょうか？　精神遅滞の少年が地域の子供に暴力を加えたでしょうか？　その反対はいくらでもありますが。老人病院に入院中の患者さんや身体障害者施設の実態がテレビで放映されると涙する人たちも、近くに施設の建設の話が持ち上がると反対運動に参加します。「日常生活からの排除」にほかなりません。やはり差別されていますよね？

急性期病院に入院中には毎日のように病院に通っていた妻が、当院へ転院になるや否やぱったりと来なくなるということが時にあります。彼女はやはり過去をひきずっているのですね。「老人病院の暗いイメージ」という過去を。夫の病気を心配する以上に、差別された病院に通わなければならない自分が耐えられないのでしょうか？　ハンセン病で入院している患者の家族はその患者と縁を切る、といいます。これほどではないにしても心情的には同じなのでしょう。こんな非合理な差別を生んでしまったのは日本の社会です。でも、もっといけないのは私たち医療人であると思います。

福祉の考え方の基本に「ノーマライゼーション」があります。直訳すれば正常化、標準化ということになりますが、医療福祉の世界では、「人はたとえ障害や疾病、高齢であろうと住み慣れた地域で生活を営みたいと考え、施設に入所しても地域との人的交流やごく当たり前の普通の生活を行う権利がある」という考え方です。この考え方は一九五九年、デンマークで初めて法制化されました。それはどのような障害があろうとも一般の市民と同等の生活と権利が保障されなければならない、というものです。

一九六〇年代にはアメリカでは大規模収容施設としての「大型コロニー」を批判して脱施設化政策が提唱されました。このような考え方に基づくと、老人ホームももっと一般社会に溶け込んだ状態であるべきではないでしょうか？　老人病院はなおさらです。だって病院なのですよ。病院は病気を治すところ、あるいは日常生活、在宅生活が行うことができるように病気や後遺症をコントロールするところです。病院の先には在宅すなわち自宅への退院があるはずなのです。それがいつのまにか、老人病院に入院すると二度と家には帰れない、一生ここで暮らすことになる、と妙なイメージを抱いてしまいます。まるで欧米では数十年前に否定された「大型収容施設」がこの国には多く存在し、差別されてきています。

最近ようやく、身体障害者収容施設の解体宣言が宮城県でなされたりして、遅ればせながら差別化解消への道を歩み始めたことは喜ばしいことです。

病院はその機能によって、一般病院（いわゆる急性期病院）、療養型病院、精神病院、結核病院に分けられています。以前にもお話ししましたように、一般の方は病院といえば急性期病院を思い浮かべます。現在、わが国には　百二十万床の急性期用のベッドがあると言われておりまず。平均在院日数が十四日になると六十万のベッド数で十分だといわれています。そのため、多くの急性期病院（ほとんどが名ばかりの中小の急性期病院）が療養型病院あるいは一部を療養型に転換（ケアミックスといいます）しています。そのため、現在、急性期と療養型のベッド数は約七対三になってきました。

本当に六十万床で十分になったとき、多くの病院が潰れてしまうかもしれません。これは医療界の問題であり、一般の方にとってはベッド数や病院数が問題ではなく、良い医療が公平に受けることができれば良いわけですから、あまり関係はないかもしれません。このような状況になってくると療養型病院があちこちにできるようになります。そうすると過去から現在までひきずってきた療養型病院のイメージは自然と改善されてくるのかもしれません。差別される側はいつもマイノリティー（少数派）で弱者です。それが全病床数の三割を療養型病床が占めることになれば、決して少数派ではなくなってきます。その三割が活性化すれば、老人病院に対する差別化現象は速やかに消え去るでしょう。

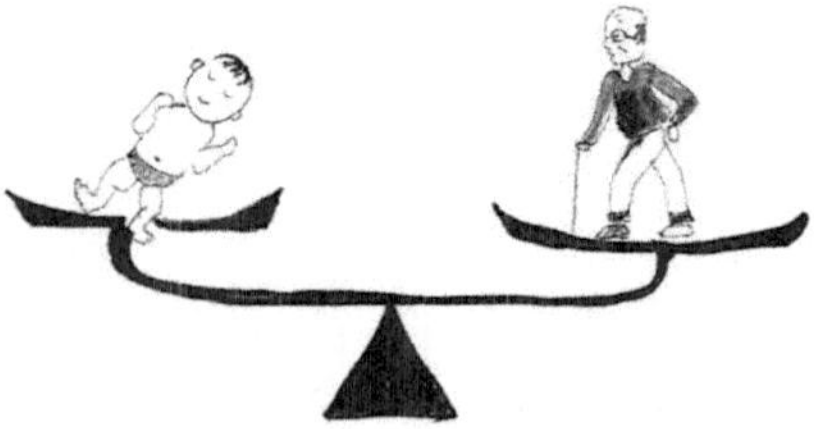

第二章　これで家に帰れって！

森脇先生

第一章は自分たちの伝えたい気持ちを素直に表現できたと思っています。

でも、私たちが考えている事だけを読者に伝えるのではなく、読者、特に自分の親を老人病院に入院させようか？　あるいは急性期病院から転院を勧められている方々は、一体、老人病院の何を知りたがっているのか？　その問いに応えられるような事も盛り込まなくてはいけないと思っているところです。

私はもうすでに、どっぷりと老人病院の勤務医になりきってしまいましたので、その辺りのアンテナが鈍っているのかもしれません。その点、先生の方が患者さんやそのご家族の立場に立って考えられるのではないでしょうか？

小鯖　覚

小鯖先生

急性期病院、高度医療がなされている病院では、検査や治療がつぎつぎとスピーディーになされ、いろいろ熱心にしてくださった、という印象がありますし、なんだかよくわからくても難しい治療を受けれた、ということが患者さん側の満足にもつながります。

一方、療養型病院では自宅で介護するにはちょっと難しく、医学的な管理が必要ではあっても、基本的にその患者さんの病気に対する積極的な治療が終わっている状態ですから、実際に、療養型病院でどんなことがなされているのか、患者さんやそのご家族には理解していただきにくいのではないでしょうか？

急性期病院での治療が終わった後、障害の残ったその患者さんへ私たちがどんな治療や看護、介護をしているのか、その実態をすこしお伝えできればよいのかもしれません。

森脇　里香

1　これで家に帰れって！

「これで家に帰れって！　先生、なんてこと言うんだい！　私は以前、日赤で先生に診てもらったことがあるが、その時はそんなわからず屋じゃなかったじゃないか！」

私がこの病院に来て、一カ月も経たない時でした。九十歳を過ぎたおばあさんで、これといった医学的管理が必要というわけではないのですが、高齢でもあり、いつの頃からか「寝たきり状態」になってしまいました。痴呆もあります。一日中、「おーい！　おーい！」とそれは大きな声で叫んでいるのです。その理由は一言で言えば「人恋しさ」なのです。寂しいのです。

特に夜になるとその叫び声は、あたりの静寂にあいまってとても大きな声に感じます。現に病院の外に出ても、「おーい！　おーい！」の声ははっきりと聞こえるのです。最近、その声の大きさは増すばかりで、「お家に帰りたいの？」と尋ねると、その時だけは、「はーい！」と答えます。その声のおかげで、周りの患者さんは眠れたものじゃありません。せめて夜間だけでも静かに眠ってもらおうと、鎮静剤（睡眠剤）の投与を家族に提案しました。すると、「母を薬の力で強制的に眠らせるなんて、そんな治療には同意できない。もっと他の方法を考えて欲しい」と言われました。

「いろいろ試しましたが、どれもうまく行きませんでした。睡眠薬で一度、睡眠のパターンを正常に戻しましょう」と説得しましたが、息子さんの首は縦に振れることはありませんでした。

「それならお家に帰っていただくしかありません。病院は治療を行うところです。お母さんはすでに入院して治療を行う時期はとうに過ぎているのです」この後、冒頭の「これで家に帰れって！」の言葉が息子さんの口からとび出して来たのです。

結局、ケンカ腰のようなことになってしまい、息子さん夫婦は帰っていかれました。急性期病院にいた頃は、患者さんやそのご家族に退院を促したり、薦めたりしてこのような言葉を聞いたことがなかったので、心底、面食らってしまいました。しかし、以後、注意していろんな患者さんの家族と話していて、言葉には出されませんが、「これで家に帰れって！」って本当は言いたいのだろうな？　と感じることが何度もありました。「病院は治療は終わった、あとは家で看てください」、と言うけれど、実際、看る方の私たちの立場も考えて欲しい、というのが本音でしょう。

日本経済新聞の記事に「長期療養病院の医療保険適用患者の四割が退院可能」というのがありました。療養型病院に入院するには二つの方法があります。一つは従来通りの医療保健を適用するのと平成十二年に創設された介護保険を適用する方法です。厚生労働省のシンクタンク、医療経済研究機構が実施した調査でこのような結果が報告されました。長期療養型病院は主に高齢者を対象に医療と介護の両方を提供していますが、介護中心の場合は介護保険、医療中心なら医療保険を適用するのが原則となっています。どちらの保健を適用するかは医療機関自身が選択できるシステムになっています。

調査によると、医療保険の適用者で「福祉施設や在宅で対応できない人が」四二・七%、病状が不安定で常に医療が必要な人は六・一%で、少なくとも四割は退院可能ということです。また、療養型病院の入院患者さんのうち、三分の二以上がその入院期間は半年以上におよぶ、という結果も出ています。

「入院の必要のない人は早く退院してもらわなければ病院として困るんだ。これが日本の医療費の高騰の根源なんだ！」当時の私はこんな気持ちだったのかも知れません。「病院から追い出される！」という気持ちを抱いて急性期病院から転院してこられた患者さんや家族に、私自身がかの「追い出し」をかけていることに気づきました。

冒頭の患者さんの件で学んだことは、誰も好き好んで、「寝たきり状態」や「意識障害」になったんじゃない。こんな、ある意味可哀想な人たちに、自分も「追い出し」という「いじめ」をしてはいけない。

なぜ、「追い出し」と感じるのか？　それは医療サイドの誠意が患者側に伝わらないことが主因と考えます。患者側からすれば、「何が患者にとって一番いいことなのか？」ということを十分討議した上で、その答えが「退院」であれば決して「追い出され感」を感じることはないのです。

現在、特別養護老人ホームや老人健康保険施設は何十人、時には百人以上の待機の方がおられます。待機者の平均年齢と待機時間を比較すると、待機時間の方が長い場合がよくあります。やっとの思いで順番が来たと思ったら、命がなかったという、ブラックジョーク的な現象も起こってきます。やはり、帰るところは自宅しかなくて、それが最も良い落ち着き場所なのです。

しかし、家庭の事情でどうしても自宅に帰れない場合、本当に当院であった話ですが、自宅が火事で消失して帰るところも家族もいない。患者さんは寝返りもうてない。これはもう施設に入っていただく外ないのですが、実際、施設に入所されている方のうち、このような方は少ないでしょう。多くは、介護者が高齢や病弱であったり、家族みんな働いていたり、学生であったりして介護者がいない、などが在宅を困難にしている理由です。介護をするためには仕事を辞めなければならない、といったことになります。仕事をとるのか、介護をとるのか？　難しい問題です。

「これで家に帰れって！」と感じられたご家族もみんな苦しみ、悩み、迷っているのです。ただ一つ言えることは、その受け入れ先が療養型病院ではなくなってきていることです。確かに以前はそうでした。昔と今の療養型病院の機能が変わってきたからこそ、このとても大きな、私たちには抱えられないほどの問題が残されています。

2　院内の風景

それでは老人病院にご案内しましょう。

この風景は決して私の勤めている病院を写実的に述べているのではありません。ある意味ではイメージです。そのイメージの源は今まで見てきた病院の印象に残ったところや、自分の病院にあります。決して、理想とか目標としている風景ではありません。私の中の、デ・ジャ・ヴゥ（De Ja Vu: いつか見たような景色）といえるでしょう。

まず、敷地内に足を踏み入れましょう。病院といえば急性期病院を思い浮かべるあなたはその静寂さに驚かれるかもしれません。救急車のサイレンの音など聞こえることは滅多にないでしょう。人影も車の往来もまばらで、大きな話し声もしないでしょう。もし、平日の昼に訪ねても「あれっ、今日は休みなのかな？」と錯覚されるかもしれません。そうです。ここでは時は緩やかに流れるのです。だからといって職員の時間までゆっくりと流れているのではありません。

玄関から中に入ってみましょう。おそらく数人の職員（多分事務員）があなたの目に入ってくるでしょう。接遇（接客態度でも訳しましょうか）の行き届いた病院では、「こんにちは！」とか「よくいらっしゃいました！」とか心地よい挨拶が行われるでしょう。

老人病院では患者さんの入院期間が三カ月～半年、あるいはそれ以上と長いので、入院患者の入れ替わりは少なくなります。急性期病院が二週間程度で入れ替わることを考えると大変な長い期間です。一般に見舞客というのは入院直後に多いものです。だから、急性期病院は見舞客でごった返すことになります。老人病院では、いくら新入院と言っても、急性期病院から引き続いての入院が多くを占めます、すなわち転院になりますので、こちらにとっては新入院ですが、患者さんやそのご家族にとっては全くの新入院ではありません。見舞客も多くありません。病院といえば急性期病院・大病院と考えているあなたは、もうこの段階で、違和感を感じるでしょう。

でも、よく職員を観察してください。けっして、陰鬱な表情も倦怠感溢れる態度もしていません。いきいきと仕事をしているはずです。受付近くでまごまごした動作を試しにしてみてください。感じの良さそうな女性（男性でもいいのですが）が「どうなさいましたか?」と声をかけてくれるでしょう。「○○さんを見舞いにきたのですが」「○○さんは三階にご入院中です。エレベーターで行かれて、ナースステーションでその旨をお伝えください」と、入院台帳を見たり、パソコンで検索したりすることなく、即座に答えてくれるでしょう。

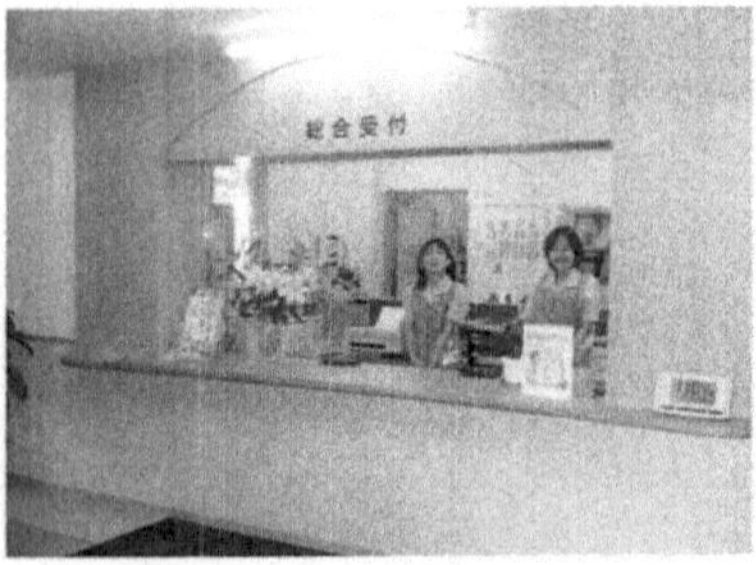

当院の受付。文字通り、病院の入り口であり、外来者が気持ち良く入って来られる雰囲気作りが必要である。

ナースステーションでは、看護師さんか介護士さん、ときにはクラークさんと呼ばれる病棟事務員が対応してくれ、部屋に案内されるでしょう。

病棟も慌ただしさや忙しさを感じることはありません。まず、患者さんが歩き回っていることは少なく、ロビー

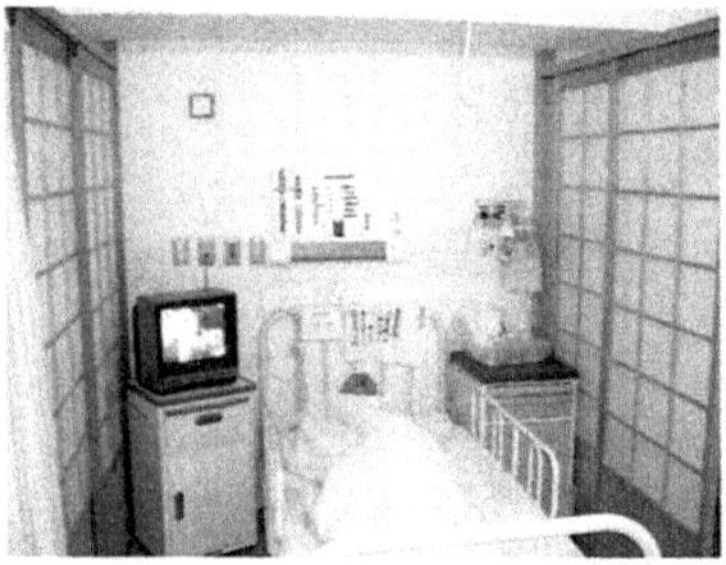

できるだけ自宅に近い環境を創るため、障子を使用している。患者さんには好評であるが、スタッフからは仕事の効率が低下するとの声があり、不評。

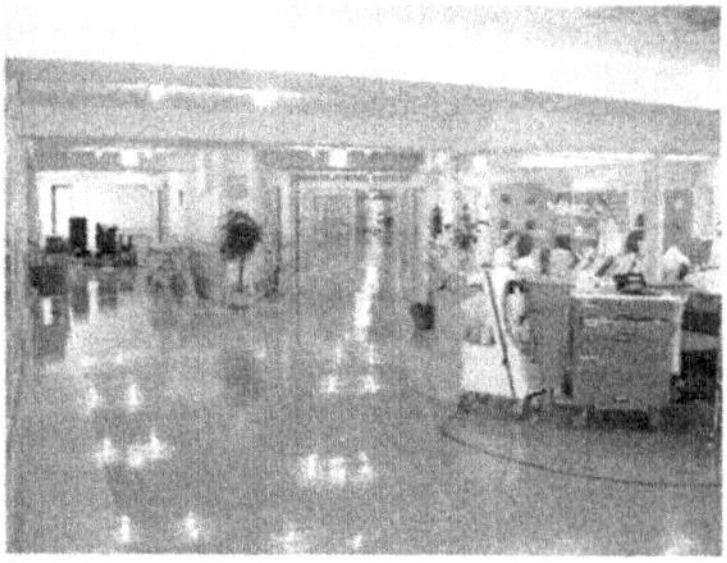

満床でも時に、フロアには誰もいない時がある．患者もスタッフもみんな病室内で処置、ケアなどが行われている。

の人影も食事時を除いては静かです。ほとんどの患者さんは自力で歩行できないため、車椅子か誰かが寄り添ってゆっくりゆっくりと歩いているかです。

病棟も各病室も、急性期病院のようにせせこましくありません。観葉植物などの緑や絵画、書などが壁面を飾り、アメニティー（快適性）が重視されているのを肌で感じるはずです。病室もゆったりとしており、調度品にも工夫が見られます。患者さんの好きな写真や絵が枕元に飾ってあるかもしれません。

ベッドもどこかふかふか、特にマットはとても気遣いがなされていることに注目してください。

一日の大半をベッドで過ごすことになる患者さんにとって、ベッドやマットは想像以上に大切なものです。まず、寝心地が良くなければいけません。柔らかく身体を包んでくれるような感じです。マットが硬すぎると身体の一部に体圧が集中して、褥瘡（床ずれ）の原因となります。かといって、柔らかすぎるのも良い事ではありません。通気性が悪いと身体がむれて、真菌（カビ）が生えてきます。

ベッドにもいろいろな種類があります。最近はテレビのコマーシャルでも家庭用の高機能のベッドの宣伝が流れるようになってきたので、よくご存知だと思います。上半身が上がったり（ギャッジアップ）、下半身が上がったり、膝の部分が上がったり、最新式のものは半身だけが上がったり、いろいろなタイプがでてきました。最初は介護者の負担を軽減するために、ベッドの高さを調節できるようにという観点から、開発されていましたが、今は全て患者さんにとってベッドはどうあるべきか？　という点から開発が進んでいます。試しに、シーツを剥がしたり、少しベッドを動かしたりしてみてください。

また、どのベッドの横にも、手指消毒のための速乾性アルコールが入った容器が置かれています。院内感染予防対策の一つです。これは病棟に来られたときにも手指を消毒していただきます。患者さんは体力低下、免疫力低下になっているので弱い細菌でも、体内に入ると大変なことになることがあるからです。このような弱い細菌（ＭＲＳＡ、緑膿菌など）は手が媒介となります。

時間帯にもよりますが、看護師さんや介護士さんもあまり見かけないかもしれません。けっして、人数が少ないのではなくて、みんな病室の中に入って、看護や介護をしているので、病棟の廊下を歩いているだけでは、出会うことも少ないようです。また、ある時間帯になると、病棟のホールはこんなに人がいたのかと思うほど、溢れかえります。食事やレクレーションのときです。

あなたが見舞う患者さんが三人や四人の部屋に入院されていても、他の患者さんはおそらくあなたと挨拶をすることはないでしょう。おわかりですよね。したくてもできないのです。うまくしゃべれない（失語症）か、意識が低下していてわからないか、痴呆がすすんでいて会話にならないか、いろんな理由があります。

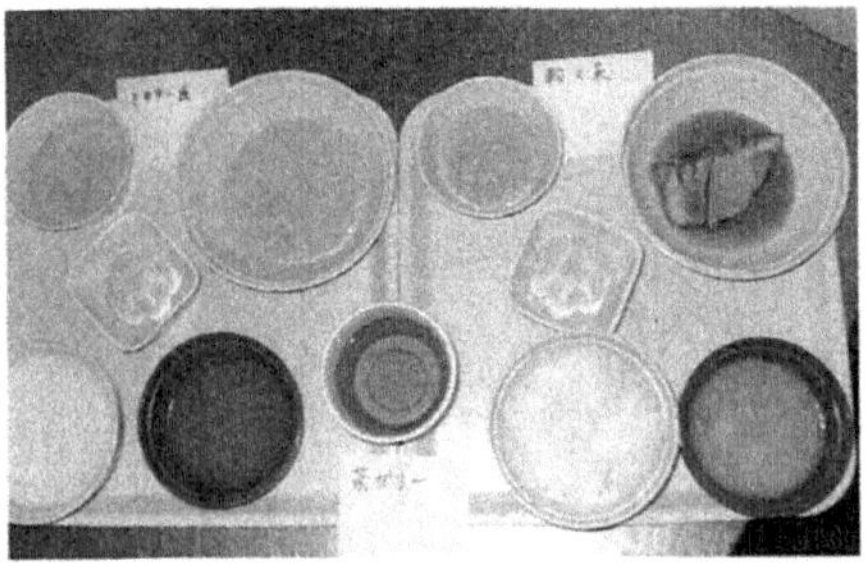

（ミキサー食、軟采等の写真、茶ゼリーの写真）

でも、無視しないでください。できれば「こんにちは！」って声をかけてください。きっと気づいてくれているはずです。

食事の時間に訪れられたら、他の患者さんの食事も見てあげてください。患者さんの多くは歯がなかったり、咀嚼《そしゃく》や嚥下《えんげ》が上手にできないため、通常、私たちが食べる食事とはその形態が異なっている事が多いのです。

通常のご飯や焼き魚、形のある野菜料理などを食べている

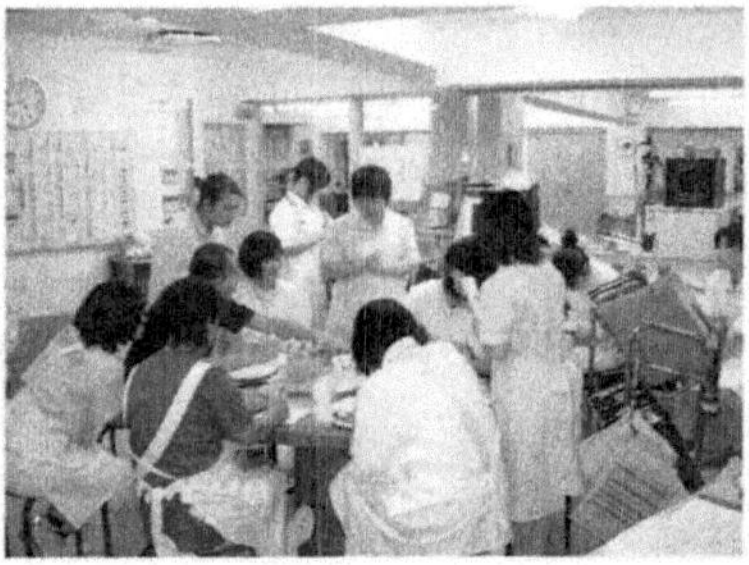

病棟カンファレンス：病棟カンファレンス、リハビリカンファレンスを定期的に行っている。

患者さんはとても少ないのです。ほとんどはお粥やおかずを切り刻んだもの（キザミ食）、軟菜、軟々菜、とかミキサー食といって患者さんごとに最も適した形態の食事が作られています。お茶を飲んでもむせる患者さんにはお茶ゼリーにして、少しでもむせないように工夫がしてあります。

意識障害が強く、自分で食事が摂れない方や、ムセの強い方は胃瘻《いろう》や胃管から流動食が注入されます。最も大切な営みの一つである食事（経口摂取）が奪われてしまうことはとても悲しいことです。それでも私たちは患者さんにとって適切な栄養のバランス、摂取カロリー、水分などを考えて食事をしていただく義務があります。また、患者さんの傍には寄り添うようにして食事の介助をしている介護士さんや看護師さんの姿があります。ご家族が毎日、食事介助に来られる幸せな患者さんもおられます。

療養型病院の設備の中で充実しているものの中にお風呂があります。患者さんの入浴風景は一般の方には見ていただくことはできませんが、長期療養の中でお風呂はとても大切です。一人で入浴できる方はまずおられないので、必ずスタッフが付き添う必要があります。湿度の高い日本では毎日でもお風呂に入っていただきたいのですが、人員の関係でそういうわけにもいきません。週二回の入浴が精一杯といったところです。もちろん、どんな患者さんでも急性の病気がない限りお風呂に、すなわち湯舟に浸かっていただきます。人工呼吸器を装着している方も例外ではありません。例え、植物状態になってしまった患者さんでも湯舟に浸かると顔が変わります。リラックスするのです。やはり日本人だなと、感じる瞬間です。

次はリハビリ室にいきましょう。療養型病院は医療機器などに関しては急性期病院のそれと比較すると数段劣っています。急性期病院で働いて私にとって、当初、とても不満だったのですが、療養型病院の目指す方向が明らかになってくるとともに別に何とも思わなくなりました。

それは制限速度が時速六十キロ時の一般道路を走るのに、時速三百キロも出るフェラーリは必要がない、というのに似ています。軽自動車でも十分なのです。走ってくれさえすれば。

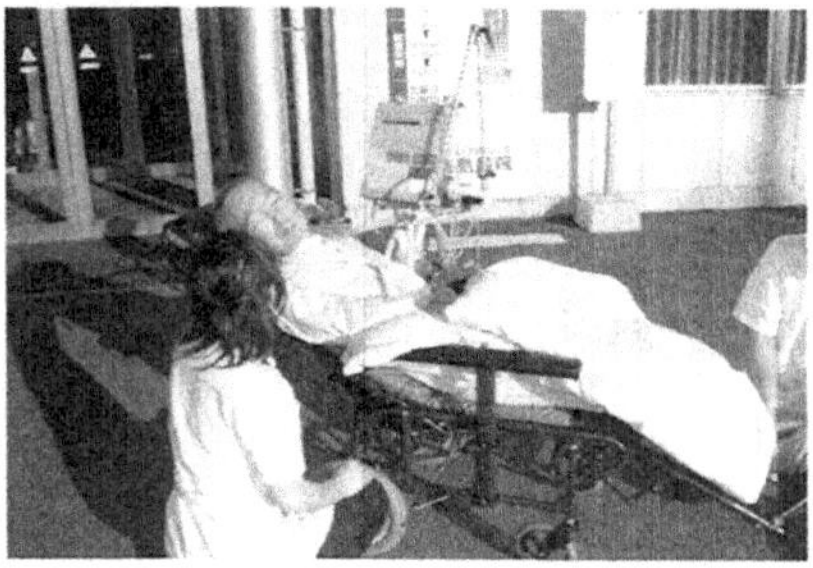
レスピ散歩：レスピレーターの患者さんも可能であれば、戸外の散歩を行っている。急性期病院ではなかなか実施できないことである。

医療機器に関しては軽自動車でも良いのですが、リハビリ施設に関してはそうは言っておれません。当院のように患者さんに社会復帰を目指していただくことを大きな目標としているところではこれだけは妥協できません。リハビリの機器も十分に備えなくてはいけません。リハビリスタッフも同様です。当院では十八名のリハビリスタッフ（療法士）がいます。ベッド数は百八十床ですから患者さん十人に一名の療法士がいることになります。

リハビリテーションはリハビリ室だけで行うものではなく、日常の生活の中でリハビリを行うことが重要であり、療法士はどんどん病棟に出かけていき、病棟スタッフと一緒に、時にはご家族も加わっていただきリハビリを行います。しかし、基本はリハビリ室です。病棟であるいは退院してから自宅での生活をイメージするのには、リハビリ室での訓練が重要になってきます。リハビリには大きく分けて三種類あります。理学療法、作業療法、言語聴覚療法です。いずれも占有のスペースを持っており、各療法士（PT、OT、ST）が訓練をしています。見学は可能ですが患者さんの集中力を乱さないようにしなければなりません。特にご家族がリハビリの訓練をされている時は、近くで見てあげるだけで効果があります。「お父さん、がんばって！」などの応援は不要です。訓練の後、療法士から現況を教えてもらうのも良いかもしれません。

天気がよければ、患者さんを車椅子に乗せて、散歩させてあげてください。多くの療養型病院は郊外にあるため、外は緑にあふれ、患者さんの気分転換にはぴったりです。残念ながら当院では院外の環境は田舎にあるわりには、とても良いとは言えません。早く、もっといい環境を作りたいものです。

以上、「潜入！　療養型病院」でした。

3　老人病院の苦悩

私が急性期病院にいた頃の話です。重症の誤嚥性肺炎のため長期間人工呼吸器の管理を行い、苦労してやっと歩けるまでに回復した患者さんがいました。当時すでに急性期病院では、在院日数の短縮化が叫ばれていました。呼吸器科に入院する患者さんは肺がんにしろ、肺炎にしろ、高齢者が多く、その在院日数の長さは院内でも際立っていました。当時、私は呼吸器科の部長をしておりましたのでその責任は十分感じており、短縮化に向けていろいろな対応を始めておりました。そんな中で、やっとの思いで退院まで辿り着いたのがこの患者さんでした。ただ、気管切開をしており、吸引が常時必要なため、在宅は難しく、とりあえず私の今勤める病院に転院していただくことになりました。私の予想・期待としては、ここでリハビリをして筋力が回復すれば、呼吸機能も改善し、気管切開口も閉鎖できるであろう、と考えていました。

それが転院して三日目に亡くなった、という連絡が入りました。

「それはないでしょ！」というのが実感でした。すぐに電話を入れて、経過を主治医に確かめましたが要領を得ません。怒りに近い感情が湧き上がってきました。それを友人の内科医に話すと、

「先生、そんなところへ送っちゃだめだよ。先生は京都から来てこの辺の実情をあまり知らな

いからしかたがないけど、あそこは病院という名前だけど機能的には施設。最期まで先生が責任を持って診なくては！」

と返ってきました。

私が名前だけ「病院」と言われているこの老人病院に来て、最初にしなければいけないことは、急性期病院からの信頼を得ることでした。この病院の患者さんの多くは急性期病院からの転院です。だから、彼ら急性期病院の医師たちは、「後方支援病院」などというわけの分からない言葉を造り出すのです。幸い、私には急性期病院で知り合った多くの医師がいました。最初はそれを頼りにどんどん患者さんの紹介を依頼しました。

「先生の病院に送ったらすぐに患者さんは死ぬからなあ！」と率直な意見を言ってくれるゴルフ友だちもいました。そこで、「まずは患者さんをすぐには死なせない」病院にしようと考えました。患者さんのアメニティー、リハビリによる機能回復、効率的な在宅支援サービスの展開などはみんな二の次です。「現代の姥捨て山」と言われる病院なのに患者さんが死ななければどうなるのでしょう。答えは簡単です。現代の姥捨て山の名称が取り除かれ、本来の長期療養型病院になるだけです。そこから、新しい病院を創っていけば良いのです。

さて、患者さんがすぐに死なない病院造りは、どうすればいいのでしょう？

まず、医師がいつも病棟にいることです。それまでの医師は、仕事が終わると医局に帰ってしまいます。医局というのはさも堅苦しい所と考えてられるかもしれませんが、単なる「休憩所」と思ってもらって結構です。老人病院は医師が少ないため、個室をあてがわれている医師も多くいます。その部屋にはパソコンはもちろんテレビやオーディオ機器が置かれていたり、自分で熱帯魚を飼育していたりする医師もいました。中には昼のメロドラマを毎日欠かさず見ている人もいます。医師の中には、「俺たちは二十四時間医師なんだ。要するに時間に関係なくやるべき仕事をしっかりやっていれば誰にも文句を言われる筋合いはない！」と、豪語する人もいます。

その通りだと思います。でも、一応、勤務時間というのが決められているのですから、その時間帯は仕事しましょうよ。その後はテレビを見るなり、仕事をするなり勝手でしょう。要するに、日中、病棟に医師は常にいること、これが病棟の質を高めることになります。急性期病院は医師を多く抱えているので、病棟にはいつも医師は誰かいます。療養型病院は病棟医が少ないため、しばしば無医村ならぬ無医病棟になってしまいます。看護師は医師と違って、決められた仕事は人がいようといないに関わらず、遂行します。これは夜勤が通常化していることにも関係します。自分がしっかりと看護しなければ大変なことが起こるかもしれない、という危機感が備わっているのです。医師が常駐していれば、看護師、介護士が「あれっ、この患者さん、少し変かな？　先生に相談してみよう」と、病棟にいる医師に相談します。その積み重ねがきめ細かな医療を形成していくのです。

でも、医師がいなければ、「わざわざ、医局に電話して相談することではないか？　また、病棟に来られた時に話そう！」となってしまい、その多くは立ち消えになってしまいます。また、「こんなことを報告したら叱られるかもしれないから止めておこう！」となってしまいます。この積み重ねが「姥捨て山」の高さを高くしていくのです。そうなんです。医師は病棟にいなければならないのです。

次は感染症対策です。高齢者の死因は、統計としては脳血管障害、心臓病、がんなどが言われていますが、直接死因はほとんどが肺炎、敗血症などの感染症です。がんがあって身体が弱り、免疫力が低下して肺炎を併発する。脳梗塞で嚥下ができなくなり、誤嚥性肺炎を併発する。心不全で寝たきり状態になり、褥瘡《じょくそう》ができ、そこから細菌が侵入し敗血症を併発する、といったことが死因となるのです。高齢者が感染症にかかってしまうと、基礎体力が低下していることもあり、あっという間に亡くなってしまわれることがよくあります。

病気はなんでもそうですが、「早期発見、早期治療」が肝要になってきます。とくに、療養型病院は包括医療（マルメ医療）ですので高額な医薬品はできるだけ避けたい所です。薬代、検査代は患者さんに別途請求できる（出来高制）のではなく、決められた入院料の中で賄わなければなりません。すなわち、治療すればするほど収益が下がる仕組みになっているのです。でも、病院ですから医療行為を行わなければなりません。ここで必要なことはできるだけ効果的な診断・治療を行うことです。このように述べますと非常に高度な知識、技術が必要だと誤解されかねませんが、「診断の遅れ」を防止しさえすれば良いのです。すなわち、異常だと思ったらすぐに診察をして、検査を指示し、診断すればいいのです。

急性期病院、特に大病院にいると診断の遅れは日常茶飯事です。家で発熱して、市販の薬を飲んでも、良くならず、診療所で治療してもらってもよくならず、ここでやっと病院を訪れるわけです。

療養型病院では、毎日、バイタルチェックといって体温、血圧、脈拍などを計測したり、状態観察を行っているわけです。医師が常時、病棟にいさえすれば早期に対処できるのです。治療の方針を立てたり、投薬スケジュールを作るのは医師にしかできません。その速やかな対応が他の医療スタッフとのより良い連携に繋がっていきます。そして、感染症も初期に対応すれば、それほど高価な医薬品を使用せずに十分対応できることもよくあります。病気はなんでも予防が一番、次に早期発見・早期治療です。

とはいっても、数少ない医師と貧弱な医療機器では医療に限界があります。例えば、大きな手術はできません。脳血管障害の急性期にも対応できません。大量の輸血を行ったり、骨折、重症の肝障害、心筋梗塞の治療などを行うことはできません。こういった場合には急性期病院の助けを借りなければなりません。ただ、なんでもかんでも手に負えないことがあれば、急性期病院に搬送すればいいのでしょうか？　「なんでもかんでもちょっと悪くなれば、すぐに送ってくる。彼らは大事な時になると逃げ腰になる、丸投げしてくる」と急性期病院の医師が感じれば、これも良い連携が保たれる、とはいえません。急性期病院は魔法使いの医師がいるわけではないのですから、全ての命を救うことはできません。その患者さんにとって、どうするのが一番いいのか？

少なくとも、一時期、集中的な治療を行えば、また、もとの状態までに、あるいはそれに近い状態まで回復できる可能性があると判断したときに搬送すべきだと考えます。搬送して二、三日で亡くなってしまわれるのなら、こちらで最期をみとる方がずっと良い選択になります。そのことを患者さん、その家族にも十分理解していただく説明とこちらで最期まで看させていただきたい、という熱意があれば、私たちの真意は伝わるものです。

当院の入院患者さんの平均年齢は日本の平均寿命に等しいか、それを越えています。いかに意義のある時間を過ごしていただくか、いかに死を迎えていただくかをこれからも考え続けていかなければなりません。

3 老人病院における三大疾患

療養病棟に入院してこられる患者さんは基本的に歩くことができません。歩くことができたら家に帰ることができるからです。いわゆる「寝たきり状態」で入院してこられます。この状態からリハビリを行って歩ける状態までもっていき、退院となるわけですが全てがうまくいくわけではありません。というより歩けるまで回復することの方がずっと少ないのです。寝たきり状態から歩行までには、寝返り→起き上がり→端座→立ち上がり→立位保持→歩行、という長い道のりがあるのです。

寝たきり状態に対する最も良い方法は「寝たきり状態を作らない」ことです。すなわち、発症(脳卒中でも骨折でも肺炎でも同じ)したら、できるだけ早く歩くためのリハビリを開始することにつきます。でも実際は本当にたくさんの寝たきり患者ができてしまいます。

普通、人間は一日のうち三分の二は起きています。それが寝たきり患者では一日中ベッドの上で寝ているわけです。トイレにも行けません。自分で寝返りもうてないのです。自分で食べるのもおぼつかない状態です。このような状態ではいろんな合併症が非常に起こりやすくなってきます。その代表が呼吸器感染症（肺炎）、尿路感染症（膀胱炎）、褥瘡（床ずれ）です。これが療養型病院の三大疾患であり、この病気たちと私たちは毎日戦っているのです。これを治さなければ、あるいは予防しなければリハビリもできず、ＡＤＬ（日常生活動作）が良くなることもありえません。

誤嚥という現象があります。水を飲んだり、食事をしたときにむせることがありますね。そのむせが誤嚥なのです。空気以外の異物が気管に入ってしまうことです。気管、気管支の中は原則として無菌状態に有ります。その中にバイ菌がいっぱいの食べ物や唾液が入ってくると肺炎（誤嚥性肺炎）を引き起すことになります。高齢に加え、脳梗塞などを患っていると嚥下機能（飲み込む機能）が弱くなり、むせることが多くなります。

最も問題なのは睡眠中に誤嚥が起こることです。この場合、むせ込むことは有りません。気管に入る量もほんのわずかです。しかし、その中には肺炎を引き起こすバイ菌も肺の中に入っていきます。この場合、気管の中に入り込むのは食べ物ではなく、唾液です。口の中が汚れていると唾液もバイ菌でいっぱいです。いつ肺炎を起こしてもおかしくないです。この肺炎は何度も繰り返すため、最後には効く薬がなくなったり、体力が落ちてしまって命取りになることがしばしばです。高齢者の場合、ほとんどの方が肺炎でなくなられるわけです。がんがあろうが、脳卒中があろうが最後は肺炎で死んでしまうことが非常に多いのです。

次に、尿路感染症（膀胱炎）のお話です。皆さんも一度や二度くらいは膀胱炎になられたことがあるかもしれません。頻尿、発熱が主症状です。でも、それは急性膀胱炎という病気です。老人病院で問題となるのは慢性膀胱炎です。別に強い症状があるわけではないのですが、時々、高熱が出て、もっとひどくなると菌が血液の中に入って敗血症というとても重い病気をひきおこすのです。尿路系が不潔であればこのような慢性膀胱炎になりやすくなります。老人病院ではほとんどの方が自分で排泄行為ができません。リハビリによってできるようになる患者さんもおられますが、やはり少数派です。

となると当然、オムツということになります。どうしても陰部が不潔になり、そこから菌が尿道を逆行して、膀胱に行き、感染症を起こします。オムツ生活が長くなると、不潔な状態も長くなり、膀胱炎を何度も繰り返した結果、慢性膀胱炎になってきます。こうなると膀胱の中（すなわち、尿の中）の菌はなかなか死んでくれません。そうこうしているうちに敗血症になってしまうことがあります。十分な尿量を確保すること、頻回なオムツの交換、陰部の保清（清潔に保つこと）はとても重要になってきます。

三大疾患の最後は褥瘡（床ずれ）です。床ずれとは、簡単にいうと、皮膚の有る一定の部位に、長時間にわたって重みがかかることによって生じる皮膚の損傷（キズ）のことをいいます。その原因は、重みがかかった部位に血液が流れなくなり、組織が死んでしまうことによります。三十分から二時間、血流が途絶えると組織は壊れてしまう（壊死）、といわれています。私たち、健常人は長い間、同じ姿勢で寝ていたり、座ったりしていると、寝返りや体を動かすことによって、無意識のうちに床ずれ発生を防いでいます。自分で体を動かすことができない寝たきり状態では、ちょっと油断するとすぐに床ずれができてしまいます。その他にも、栄養状態、貧血、マットの状態などさまざまな要因によって床ずれができやすくなってきます。

褥瘡がいったんできてしまうと、その治療は大変です。壊れてしまう組織が皮膚だけならまだしも、筋肉、さらに骨までが露出したり、細菌感染が起こったり、これも致命傷になりかねません。ほんとにきめ細かなケアが必要になってきます。褥瘡に対してしっかりとした対策を立て、効果をあげている病院はそれだけでも老人病院として優秀だといえます。

この老人病院三大疾患に私たち医師の労力は注ぎこまれていると言っても決して過言では有りません。どんなに彼らに苦しめられたことでしょう。おそらく、これからも長い戦いが続くでしょう。でも決して私たちはあきらめません。

4　胃瘻、気管切開

胃瘻、腸瘻という医学的な処置があります。これはお腹の皮膚を約一センチメートル切開し、鉛筆程度の管を胃の中に留置し、その管を通して注入食である液体を胃あるいは腸に送り込みます。注入食には必要な栄養素、ビタミン、微量元素はすべて含まれており、これだけで理論的にはいくらでも生きる事ができます。ただ経口摂取ではないので、食べ物を味わったりすることはできません。もちろん経口摂取できるものも数多くありますが、健康な私たちにとっては、とてもおいしいと言える代物ではありません。

では、なぜ胃瘻をしなければいけないのでしょうか？　簡単に言えば、経口摂取ができないからです。あるいは、できたとしてもそれが身体に確実に悪い影響を与えるからです。療養型病院に入院している患者さんで胃瘻をされている方は、ほとんどが意識障害が強くて、食べるという行為ができないか、誤嚥といって、食べ物が気管に入ってむせてしまうのが原因です。正月に、老人が餅を喉に詰まらせて死亡するという記事をよくみかけますが、年をとると、誰でも食べ物を飲み込む働き（嚥下機能）が低下します。特に脳卒中（脳梗塞、脳出血やくも膜下出血）の後遺症のある方は、嚥下機能がしばしば低下してしまいます。嚥下機能が低下してくると、食べ物や飲み物、唾液などが気管の中に吸い込まれてしまいます。咳反射が強いと、気管内に入ってきた異物（食べ物など）を咳で喀出できるのですが、弱ければ肺の中に侵入していきます。気管や気管支の中は無菌状態（細菌がいない状態）です。そんなところに細菌が大量に入ってくると重篤な肺炎を引き起こし、しばしば死に至ることがあります。先にもお話ししたが、高齢者の大半は、その直接死因は肺炎なのです。

誤嚥性肺炎を防ぐ対策として、経口摂取を中止し、胃瘻を造ります。理論的には、十分納得のいく医療行為なのですが、これで肺炎を防ぐ事ができるか、というと甚だ疑問です。事実、胃瘻をした患者さんは、誤嚥性肺炎が起こらないかというと、決してそんな事はありません。いくらでも肺炎は起こっているのです。かえって肺炎を起こす頻度は増えてくるでしょう。

嚥下機能の低下している人は、食べ物や飲み物を飲み込むとき以外にも、無意識のうちに誤嚥している事が多く、特に、睡眠中に誤嚥が起こりやすいと言われています。これを不顕性誤嚥といいます。何を誤嚥するかと言うと「唾液」です。

唾液の中には、一ミリリットルあたり約一億の細菌がいると言われています。○・一ミリリットルの唾液が気管に吸い込まれても、約一千万個の細菌が入る事になります。こんなにたくさんの細菌が一度に入ってくると肺炎が起こってもちっとも不思議ではありません。

私はもともと呼吸器科医です。たくさんの誤嚥性肺炎の患者さんを治療してきました。このような患者さんは、治療しても治療しても肺炎は再発し、最終的には抗菌薬が効かなくなり、亡くなられる方がたくさんおられました。その原因は不潔な口腔にあります。人間は元来、鼻呼吸をしており、口は通常、閉じています。鼻から吸い込まれた空気はのどの奥を通り、気管に入っていきます。この間に、空気は体温近くまで加温され、ゴミや埃を濾過《ろか》してくれます。口は絶えず、唾液が分泌され、それを飲み込むことによって口の中を清潔に保ってくれます。食事をすると、食べ物と一緒に口の中の細菌も胃の方へ洗い流してくれるので、口から食事を摂るということは、口の中をきれいにする作用もあるのです。もちろん、歯磨きなど口腔ケアも必要です。

それが胃瘻になってしまうと、口の中には何も入ってきません。唾液の量も減ってきます。口を動かさないことによって、口を動かす口輪筋も弱り、口はポカーンと開いたままになります。口が開いてしまうと、バイ菌は口の中に入り放題になり、唾液による口腔の洗浄力も低下し、ま

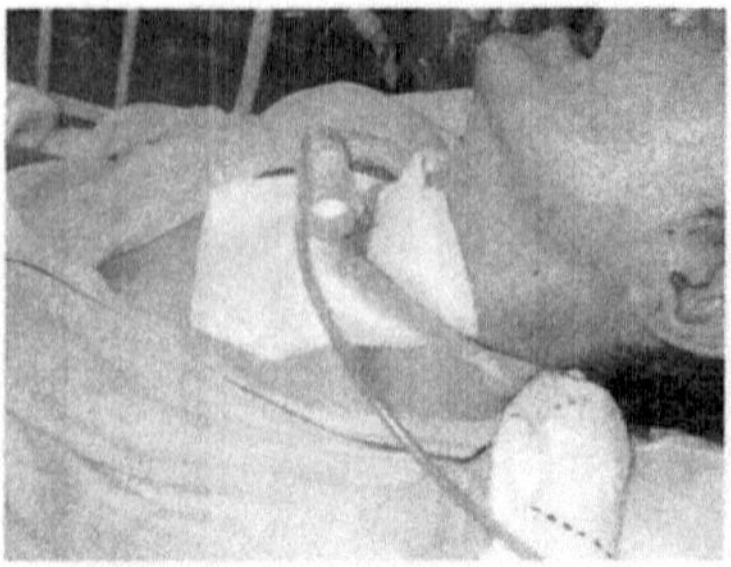

気管切開：気管切開カニューレに人工鼻（加湿とフィルターの役目）、酸素吸入用チューブを装着している。

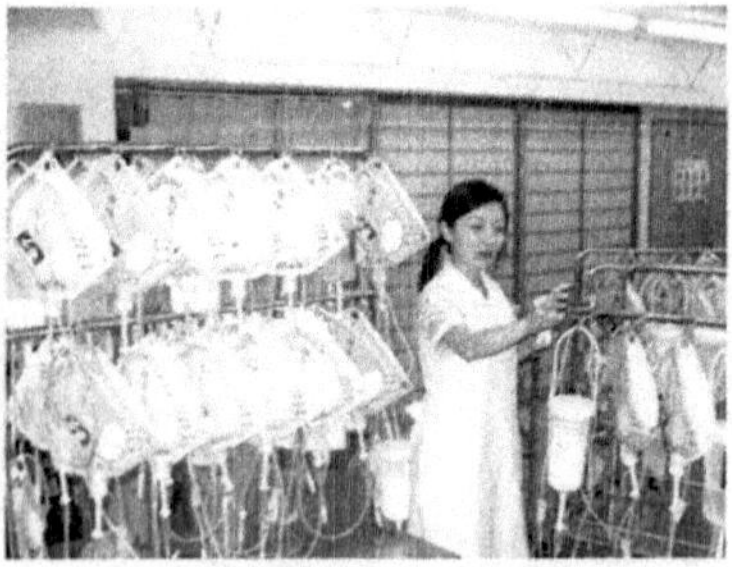

胃瘻：経管栄養用の注入食を準備している。衛生面、仕事の効率を考慮し、パックになっている。

すます口腔内は細菌の繁殖の場となってしまいます。これが唾液とともに気管へ吸引されていくのです。

すなわち、

誤嚥をするからその予防として胃瘻を造る。

↓

胃瘻のため、食事が入らなくなる。

↓

口の中に細菌が繁殖

↓

唾液を吸引し、誤嚥性肺炎

このような図式が成り立つのです。それでは、胃瘻をしなければいいのか？　ということになりますが、必要だからするわけで、ジレンマになっているのです。

これをある程度、解決してくれるのが言語聴覚療法です。STと呼ばれる言語聴覚療法士が嚥下機能を評価し、嚥下訓練をしながらその機能を回復させていきます。訓練がうまく行き、再び摂食が可能になれば、厄介な誤嚥の問題は解決します。ただ、非常に忍耐のいる作業で全ての患者さんが機能を回復するわけではありません。食べる行為を剥奪される悲しみは容易に想像できます。その意味からも、誤嚥すれば胃瘻をつくって、その後はずっと注入食、といった考えは慎まなければいけません。

次に気管切開についてお話しましょう。気管切開とは頚部の中央、喉仏の下で気管に孔を開けて、皮膚を通して気管内にチューブを留置することを言います。永久気管瘻といってチューブを留置しなくても良い方法もあります。老人病院に入院される患者さんで気管切開をされている方の多くは、誤嚥性肺炎が重篤となり、人工呼吸器を長期間使用したことがある方です。最初は経口あるいは経鼻挿管といって口や鼻から声帯を越えて気管内にチューブを留置して、その管を通して、人工呼吸器から空気や酸素を送り込みます。

しかし、長期間、人工呼吸が必要になってくると患者さんのストレスが強くなったり、口腔内が不潔になるため気管切開を行います。気管切開をすると口腔内には異物がなくなるため、管理が非常に楽になります。肺炎が良くなると人工呼吸の必要がなくなりますが、痰を吸引したりするのには気管切開をされている方が医療行為が容易、かつ安全になるため、なかなか切開孔は閉鎖されません。

通常、この状態で療養型病院に転院になります。気管切開をされていると原則として痰は自分で出すことができません。強い咳をして、痰を吹き飛ばすことはできないわけではありませんが、気管切開を受けておられる方は、元々、肺機能も低下しているので吹き飛ばすことは容易なことではありません。そのため、痰の吸引が必要になってきます。吸引操作は慣れればそれほど難しくはありませんが、教育を受けてなければ、恐怖が先に立って、簡単にできるものではありません。普通は鼻、ときには口で呼吸を行いますが、気管切開患をされた場合は、気管切開の孔から、空気が出たり入ったりするわけで、鼻や口から空気の出入りはほとんどありません。

そのため、埃や細菌が直接気管に入ってしまい、気管支に慢性的に炎症が起こります。これが痰が増えてくる原因です。鼻や口から空気の出入りがなくなると原則として声は出ません。当然話すことができなくなります。意思を伝えるのはジェスチャーか文字に頼らなければいけません。

こんな状態が長期間続けば誰だって、思考も鈍くなってきます。いいことなんて何もありません。ただそうしなければ生き抜けなかっただけです。できるだけその孔を塞ぐ必要があるのですが、なかなかうまくいかないのが現状です。

いずれにしても胃瘻と気管切開は誤嚥性肺炎にとって必要悪と言わざるを得ません。

5 寝たきり？ 寝かせきり？

「私は『寝たきり患者』はつくらない。なぜなら寝たきり患者はみんな『寝かせきり患者』だから。『寝かせきり』にしなければ、『寝たきり』は生まれない」と言い切る医師がいます。その通りかもしれません。しかし、現実としてたくさんの寝たきり患者は生まれ、そして死んでいきます。

一体、寝たきり患者って、どのくらいの期間、寝たきり状態が続くのでしょう？　私の病院には、五年以上や、十年近く寝たきりの患者さんがおられます。

ここに桜美林大学の柴田博氏の興味深いデータがあります。亡くなる直前に最終的に床についていた期間は、国の調査「ついの看とり調査」でも柴田氏の調査でも、過半数が一カ月以内、三カ月まで広げると七割に達したそうです。一年以上寝たきり状態であった人は全体の八％しかなかった、ということです。また、別の厚生省の調査では、寝たきりの平均期間は、いったん床を離れた人を含めても八・五カ月で、前日まで普通の生活をしていた人は十二・一％もあったということです。これは毎日、寝たきり患者ばかり診察している、療養型の病院の医師にとってはとても驚きの数字です。つい、いつもの習慣で老人とは死ぬまでに長い寝たきり生活を経るもの、という錯覚に陥ってしまってていたのです。

柴田氏は、「人生の週末の一時期に人の世話になることは、赤ちゃんが自立するまで世話を受けることと同様、自然の摂理である」と言及しています（毎日新聞　平成十六年五月二十一日）。ただ、自然の摂理として許されるのはおおよそ一年以内と言えるのでしょうか？　それ以上（柴田氏のデータからは八％）になると、家族の介護疲れや仕事にも多大な影響が出て、日常生活に大変な支障が出て来るのでしょう。それゆえ、寝たきり老人を収容する施設や病院が必要となってくるのです。

私たちが例えば、インフルエンザに罹って三、四日間寝込んだとしましょう。たったそれだ

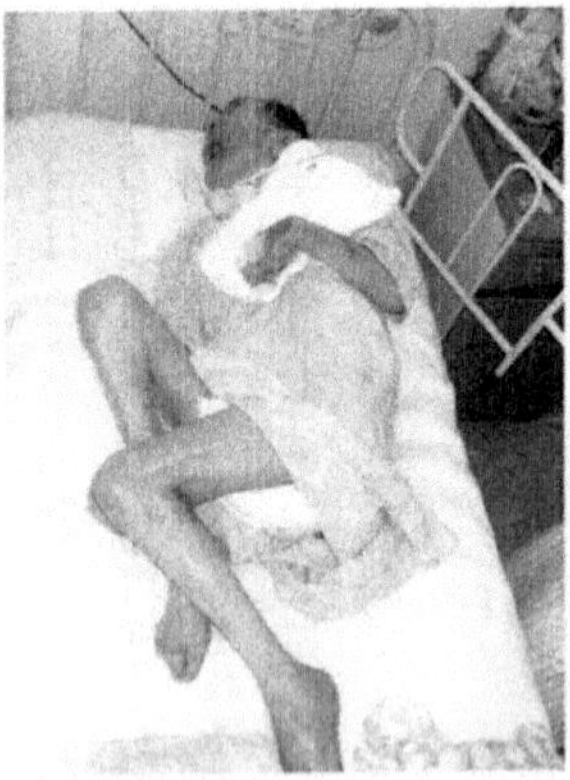

拘縮：寝たきり状態が長期間続くと、各関節がこわばり、拘縮となる．これ以上、手足を伸ばすことができない。

けの期間でも、初めて立ち上がったり、歩き始めたりすると、最初、フラフラとよろけそうになります。

それが、お年寄りが転倒して骨折でもしたり、あるいは肺炎にかかって入院にでもなると急速に体力、筋力が衰え、歩けなくなってしまいます。この時期に適切なリハビリが行われると、また元気にもとの生活に復帰できるのですが、現在のシステムでは、このような方の全てが適切なリハビリを受けることができるわけではありません。肺炎が治れば、歩行可能か否かに関わらず、急性期病院からは退院になります。あとはゆっくり自宅でもとの生活に戻るように頑張ってください、としか言えません。

老人は入院すると、その後、精神的になかなか回復できないことがあります。「うちのおじいちゃん、病院から帰ってきても、なんか元気がなく、食事も減っていっぺんに老け込んじゃった」という話を良く聞きますが、このようなことが引き金になって、寝たきり状態へまっしぐら！　ということはよくあります。つい最近まで、「病気は寝ていれば治る」といって、とかく寝かせたがる風潮がありました。確かに治るまでは安静も必要です。でも、治ってからも寝かせていては、本当に「寝かせきり」になり、わずかな時間の間に、「寝たきり」を作ってしまいます。

いったん、寝たきりになってしまうと、その状態を良くするのは大変なことです。毎日、理学療法士が関わって、寝返りの訓練、起き上がり、立ち上がり、立位保持、筋力アップの訓練、バランス感覚を養う訓練、平行棒内の歩行、歩行器を使った歩行訓練などを経て、ようやく歩けるようになります。それも患者さんに「頑張るぞ！」という気持ちがあっての話です。寝たきりになってしまうと、その意欲自体が減退していくのです。

「廃用症候群」という言葉があります。原因の如何にかかわらず、寝かせきりの状態で、身体・精神を使わないことによって生じる機能低下の総称です。筋肉は全く使わないでいると、一日に三〜五％ずつ筋力が低下していくと言われています。およそ、一週間で二十％、二週間で四十％、三週間で六十％衰えていきます。一日筋肉を全く使わないでいると、それを回復するのに約一週間かかるといわれます。一週間の不使用の場合、一カ月かかるといいます。これは健康人のデータです。一流のスポーツ選手が一日もトレーニングを欠かさないのも、このような理由からです。

廃用症候群の症状として、筋力の低下以外に、関節が硬くなる（関節拘縮）、骨が脆くなる（骨粗鬆症）、皮膚が弱くなる（褥瘡）、立ちくらみ（起立性低血圧）、腸運動の低下などがあります。それ以外に、「心の廃用症候群」として、痴呆があげられます。

また、「寝たきり老人ゼロ作戦」なるものが日本国中で展開されつつあります。その中で、寝たきり（寝かせきり）ゼロへの十か条というものが提唱されています。

一条…脳卒中と骨折予防　寝たきりゼロへの第一歩
二条…寝たきりは寝かせきりから作られる、過度の安静逆効果
三条…リハビリは早期開始が効果的、始めようベッドの上から訓練を
四条…暮らしの中でのリハビリは食事と排泄、着替えから
五条…朝起きてまずは着替えて身だしなみ、寝・食分けて生活にメリとハリ
六条…手は出しすぎず、目は離さず、が介護の基本、自立の気持ちを大切に
七条…ベッドから移ろう、移そう車椅子、行動広げる機器の活用
八条…手すり付け、段差なくして住みやすく、アイデア生かした住まいの改善
九条…家庭でも社会でも喜び見つけ、みんなで防ごう閉じこもり
十条…進んで利用、機能訓練、デイサービス、寝たきりなくす人の輪、地域の輪

本当にその通りなんです。でも、寝たきり老人の家を一軒一軒まわって、「寝たきりはいけません。寝かせきりもいけません。少しでも立ったり、歩いたりする努力をしなければ！」と、説いてまわっても、「起きて何をするんですか？」、「これ以上生きてどうするんですか？　私はただ静かに寝て、お迎えを待っていればそれでいいのです」と言われたらどうします？

寝たきり状態は、老人の消極的な自殺なのでしょうか？　現代の姥捨て山が消失しようとしているのを喜んでいたら、ただ各家庭に分散していただけなのかもしれません。「高齢者にとっ

ての生きがい」という大きな問題を解決しない限り、寝たきりはなくならないのでしょうか？

6　床ずれクラブ

現在は、どこの病院でも褥瘡管理委員会というものが設置されています。これは寝たきり状態が続くと、褥瘡（床ずれ）ができやすくなります。床ずれがいったんできてしまうと、なかなか治りにくく、それが入院期間を大幅に長くしたり、細菌が体内に侵入し、敗血症を起こし、死を招くことにもなりかねません。療養環境（ベッド、マットなど）を整えたり、体位交換を行ったり、栄養などを管理することによって、床ずれの発生を予防したり、治癒を早めたりすることが可能となります。

委員会が存在するということは、病院全体が褥瘡に対して、強い関心があり、その発生を予防したり、治療することに積極的に取り組んでいることを示します。当院にも褥瘡管理委員会があります。私は愛着を込めて、「床ずれクラブ」と呼んでいますが、その委員からはあまり快く思われていないようです。いずれにしても、褥瘡は療養型病院の三大疾患のひとつであり、私たちにとっては避けて通ることができない問題です。当院の「床ずれクラブ」の活動は、非常に活発で的を得ているようです。

私は委員でもなく、褥瘡の治療等に関しては、「床ずれクラブ」に丸投げしています。私がこの病院に来た頃は、とんでもない褥瘡のある患者さんがたくさんおられました。それが、「床ずれクラブ」ができ、NST（NST…栄養サポートチーム）が立ち上がると知らぬ間に、重症の褥瘡のある患者さんを見なくなりました。いろんなタイプのマット（体圧分散寝具）が入り、体圧測定器を使用するようになったり、体位交換のスケジュール表がベッドサイドに貼られるようになったり、褥瘡セットという血液検査の項目ができたり、褥瘡に重要と言われる亜鉛の血中濃度を測定するようになったり、そして一番の大改革は床ずれクラブの回診が毎週、全病棟で行われるようになったことです。床ずれクラブの委員は、医師、栄養士、看護師、介護士、検査技師で構成され、褥瘡のある患者さんは全て、画像で保存し、治療の成果を検証しています。このような日常の努力が実を結んできたのです。

床ずれを防止するのに、大切なことはたくさんありますが、まずは体位交換です。健康な人は眠っている間、何度も寝返りをうちます。睡眠中、一度も寝返りを打たない健康人は皆無です。寝返りは呼吸をしたり、咳をしたり、くしゃみをしたりするのと同様に生理的な運動です。

では、なぜヒトは無意識のうちに寝返りをするのでしょう？　これは正座をしているときに上手に足を動かしたり、体重のかかる部位を換えていくことによって、長時間座っていられるのと同じです。全く動かなければ数分で足がしびれてしまいます。私たちが仰向けになっているとき、後頭部や腰（仙骨）や踵に集中的に体圧がかかります。この重みが皮膚の毛細血管を押さえて、その流れに障害を与えます。毛細血管は皮膚に必要な酸素や栄養素を運び、不要になった老廃物を排除します。重みで血管が塞がって血流が途絶え、一定の時間（二時間）が経過すると、皮膚の組織は破壊され（壊死）、褥瘡が発生します。健康である私たちは、眠っている間もそのようなことが起こらないうちに、無意識に寝返りを打って、褥瘡の発生を予防しています。正座中に足をもぞもぞさせるのと同じ理由です。

自分で寝返りがうてない患者さんは動きたくても動けないのですから、私たちが他動的に動かしてあげなければならないのです。これは、本当に人手の要る仕事です。二時間で褥瘡になると言いましたが、身体の状態が悪いと（例えば、骨が突出していたり、むくんでいたり、栄養が悪かったり、貧血があったりすると）もっと短時間で褥瘡ができてしまいます。適切なマットやベッドの選択をしなければなりません。

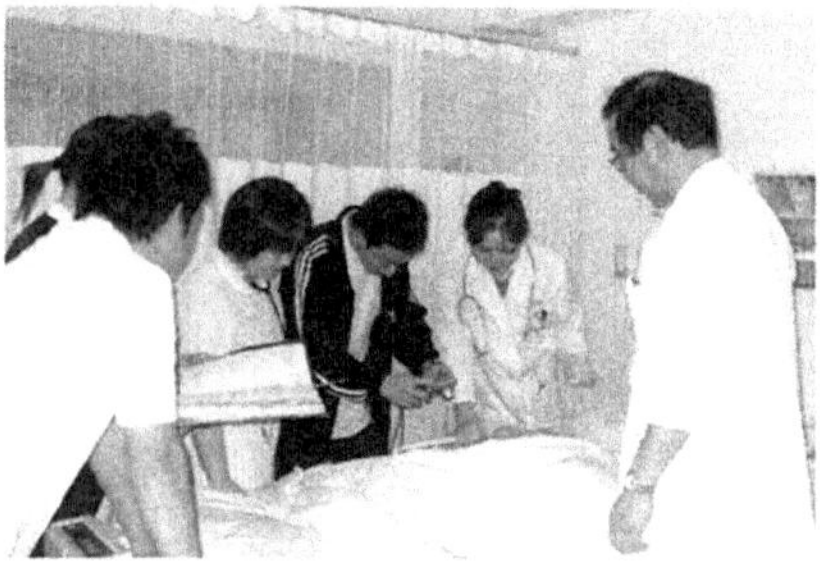

褥瘡回診風景

それにはまず、患者さんが入院されると、入院担当看護師が患者さんの褥瘡の有無をチェックします。褥瘡があれば直ちに治療計画を立てます。褥瘡がない時は、褥瘡危険因子評価表に従って、危険度を評価します。

危険因子は、

（一）　意識レベル、安静度、麻痺
（二）　仙骨の突出
（三）　浮腫
（四）　拘縮

の四項目を調査し、定められた点数を集計し、その合計点を記載します（〇～十点）。また、体圧計を用いて仙骨部での体

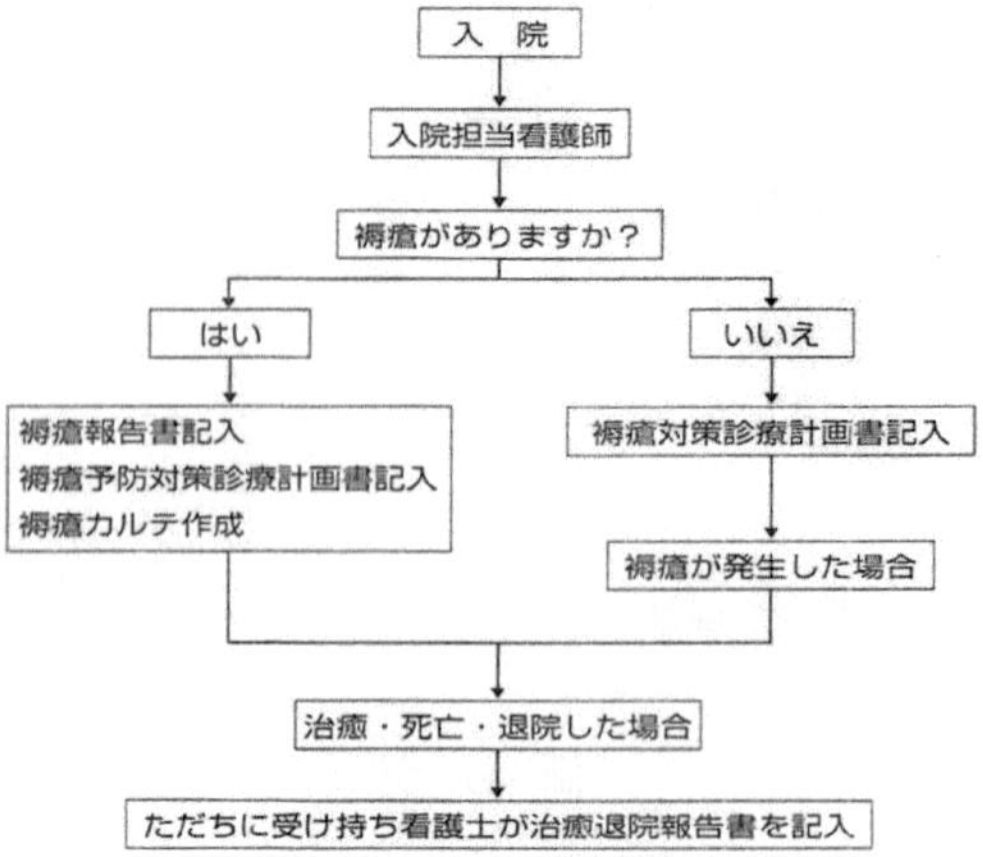

褥瘡予防対策フロチャート

圧を測定します。四項目点数集計表と体圧測定値から危険度を決定し、使用するマットを選択します。

危険因子無し…マットは通常のものを使用。

軽度保有者　…体圧計を使って体位交換。

マット…体圧分散マットレスが望ましい

中等度保有者…体圧分散マットレス、仙骨部の体圧は三十二㎜Hg以下

高度保有者　…高機能エアマット　仙骨部の体圧は二十五㎜Hg以下

看護計画として、圧迫やズレ力の排除、スキンケア、栄養状態の改善、リハビリなどに関して、計画を立てていきます。

　床ずれという疾患は、視覚的にも非常に悲惨であり、人間の尊厳にも関わるものです。褥瘡患者さんのいない病院は療養型病院ではまず、あり得ないでしょう。病院の機能を果たさず、元気な人たちばかりを社会的入院と

称して、入院していれば褥瘡患者ゼロはあり得るかもしれませんが、死に直面している患者さんが集まれば、褥瘡がある程度発生するのはやむを得ないわけです。問題はいかに取り組んでいるかでしょう。褥瘡への取り組み、これも「良い療養型病院」か否かを決める重要なポイントになります。

7 NST

ＮＳＴって聞いたことがありますか？ Nutrition Support Team（栄養サポートチーム）の略です。もともと一九七〇年代に米国のシカゴで誕生したもので、その後全米へ、さらに他の欧米諸国へと急速に広がったものですが、ここ数年、日本の病院でのはやりと言えます。栄養療法とは、身体に必要な栄養を投与することですが、すべての治療法の基本となります。栄養不良は治療や病気の予後に重大な影響を与えるということは、誰でも常識として知っていることですよね。病人には栄養のあるものを食べさせてやろう、とは昔からしばしば耳にする言葉です。でも今まで、この栄養について日本の医学界ではあまり重要視されてきませんでした。私が学生のときも、医学部で系統だった栄養学の講義はありませんでしたし、誰もがなんとなく、断片の知識で栄養について理解してきたのです。

栄養法には口から食事を食べる経口栄養のほか、点滴による経静脈栄養、胃瘻、腸瘻といったチューブによる経管栄養があります。単に糖尿病食、高血圧食といった経口食の選択のみで

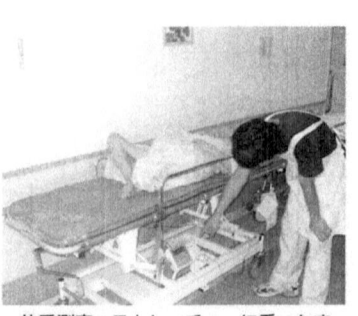

体重測定：ストレッチャーに乗ったままで、体重が測定できる。

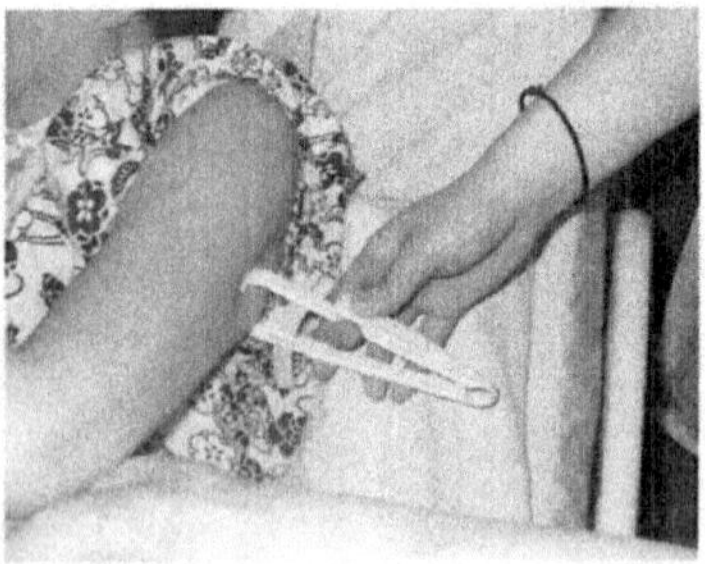

NST：上腕三頭筋の皮下脂肪を測定。栄養状態の評価に有用。

なく栄養法そのものが医学の進歩とともに複雑化してきているのですから、細かい栄養療法が従来の給食部門とは独立して必要になっているのです。私たちの病院でも栄養士、薬剤師、看護師、リハビリ療法士、医師が加わったＮＳＴを立ち上げることになりました。

栄養療法はその方の性別、年齢、身長、体重、病気の影響などを考えて、その方にもっとも適した栄養の内容、投与手段、投与量を考えて行きます。その中で、一番最初に必要になるのが身長と体重です。身長からはその方の適正体重を推測することができますし、体重はその方の現時点での栄養状態の判定に必須です。

でも、これが実のところ、なかなか難しい。

歩ける人は通常の体重計が使えるのですが、自分で立つことのできない患者さんの身長、体重を測るのはかなりの重労働です。そこで、私たちはストレッチャー体重計を買ってもらうことにしました。これを使って月一回、全員の体重測定をします。身長は計算式から推測することができます。Knee Height Caliper（ニールハイトキャリパー）を用いて足の裏から膝まで（下腿）の長さを測り、身長を計算します。その他、週に一度の回診では栄養士が上腕三頭筋の皮下脂肪を測定します。これも栄養状態の評価に有用です。

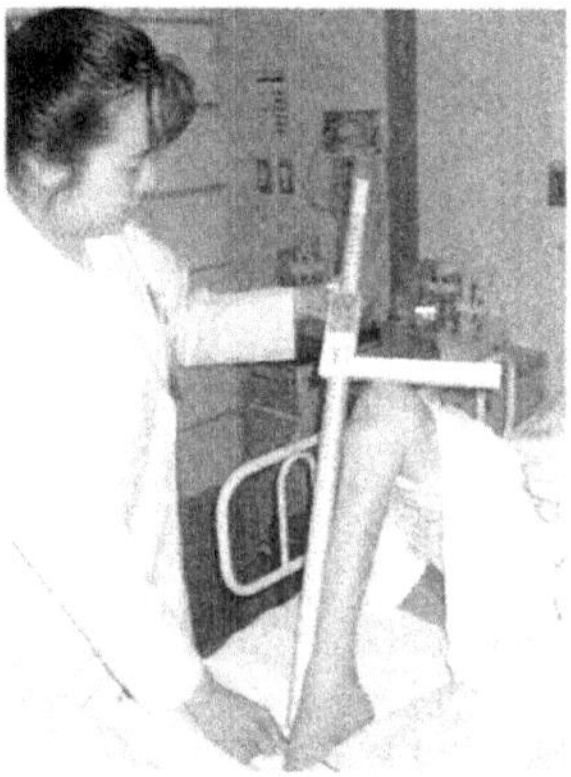

Knee Height Caliper を用いて、下腿を計測し、身長を割り出す。

実際にNST活動を始めてみると、いわゆる寝たきりの患者さんの中にいかに栄養不良の方が多くいらっしゃることか、その数の多さに驚くばかりです。先日、市内の急性期病院から重度意識障害で人工呼吸器装着の患者さんが紹介され、私たちの病院に転院してこられました。なんと、入院時の体重は二三キロでした。身長が一五六センチの方ですから、標準体重は五三キロということになります。かなりの痩せになるのですが、前の主治医は彼が痩せであるという認識さえ持ってはいなかったようです。寝たきりとなって、一年近く入院が続いていたようですから、じわじわと痩せが進み、その異常に気がつかなかったのでしょうか。人工呼吸器装着の重度意識障害の患者さんですから、おそらく体重測定も満足に行えず、栄養評価には至らなかったのでしょう。関心をもって、そういう視点で患者さんをみなければ、気がつかないことは他にも多々あるものです。

栄養不足になると、病気に対する抵抗力が弱くなったり、傷が直りにくくなったりします。肺炎を合併したり、褥瘡（床ずれ）ができたとすれば、栄養不足が原因とも考えられますし、そういう状況になった時に治りにくいのも事実です。私たちの治療がそういった合併症の誘因になるわけにはいきません。

NSTは、一人一人の患者さんに適切な栄養療法が施されるように病院全体のレベルアップをはかる役割を担っています。まだまだ、取り組みを始めたばかりで完成されたチームではありませんが、患者さんおよび家族を含め皆の意見を積極的に取り入れ、活動を充実させて行きたいと思います。先ほどの患者さんについては、一日エネルギー量のカロリーアップをはかり、着実に体重の増加を認めていますので、ご安心くださいませ。

8 口腔ケア

「口腔ケア」って？　一言で言えば口の中をきれいにすることです。口の中をきれいにすることって、とても大切なんです。それはエチケットとか白い歯がいいとかではなく、病院にとっての悪臭の原因の大元であり、誤嚥性肺炎の根源でもあるからです。病院の悪臭がいけないなら、消臭剤を使うとか、病棟内花一杯運動を展開すれば解決するのではなく、病棟の悪臭が口腔ケアを行っていないことの現れであるからいけないのです。すなわち、「病棟内の悪臭→口腔ケアがなされていない→療養環境が劣悪→医療の質が低い」という図式が成り立ちます。

例えば、寝たきりの患者さんや痴呆の患者さんの顔を想像してください。あるいは顔の絵を描いてみてください。その口元に注意してください。おそらく、その口元はポカーンと開いているのではないでしょうか？　寝たきり状態が長く続くと身体中の筋力が落ちてきます。当然、口をつぐむ筋力も低下してくるわけで、その結果、口はポカーンと開いてしまうのです。人間は鼻呼吸をしないといけないように神様は創られました。そうすることによって、埃や微生物が肺の中まで侵入できないようなメカニズムになっています。口が開くと舌（舌根）も沈下し、ますます呼吸が難しくなります。

口を閉じていれば、唾液が口腔全体を潤し、洗浄してくれて、口の中は清潔に保たれます。それが口で呼吸をすると口の中は乾燥し、細菌は侵入し放題、あっという間に口の中は細菌で汚染されてしまいます。不顕性誤嚥という病態があります。誤嚥性肺炎というのは食べ物が間違って気管に入り（顕性誤嚥）、それが原因で肺炎を引き起こす、と言われていますが、実際はほとんどが、睡眠中に知らず知らずのうちに口腔内の唾液がごく少量気管に流入し、それが肺炎を起こします。これを不顕性誤嚥といいます。唾液中には〇・一ミリリットル中、約一千万個の細菌がいるといわれています。あり得ない話ですが、もし、口の中が全くの無菌であれば、誤嚥性肺炎は理論上、発生しないことになります。口臭がするということは、口の中で腐敗（細菌の増殖）が起こっていることですから、そんな口の中に溜った唾液が肺に入ったら、肺炎を起こしてもおかしくないですね。こんなことが続くと、肺炎を治療しても何度も繰り返すことになります。口臭がしなければ、病室が臭わなければ肺炎が起きないとは、言えませんが、悪臭のする所、肺炎ありです。

私たちの病院にも藤田さんという口腔ケア専門の歯科衛生士が入ってこられました。当院には歯科医は非常勤しかいませんので、口腔のことは彼女が一手に引き受けています。病院の中で歯科衛生士がたった一人というのはとても孤独感が強く、なかなか仕事が思うようにできないところがあります。一般医療と歯科医療の間には何か目に見えない壁のようなものがあり、今まで交流はほとんどありませんでした。そんな近いようで遠い病院に一人ぽつんと入ってきていただき、どうなることかと心配していましたが、彼女はケアマネージャーの資格も持っており、老人医療への関心が高いことが幸いしたと思います。

彼女が働き始めてから、口腔ケアに関する一般職員の関心は一挙に高まりました。

「こうやって歯磨きしてあげればいいんだ」

「このケアのやり方は藤田さんに教えてもらおう！」

こんな会話が聞かれるようになりました。

口腔ケアというのは、歯磨きをすることだけではありません。舌の汚れ、歯茎（歯肉）、上顎、下顎、咽頭などの清浄化と口腔のリハビリを意味します。口腔のリハビリとは舌の動きや嚥下、あごの動き、口唇の閉鎖などを訓練することです。リハビリを行う目的は唾液の分泌促進を期待するところにあります。食べ物を口の中に入れ、咀嚼すると、唾液が分泌されます。そして、唾液と食べ物が混ざりあい、どろどろの食塊となります。これが口の中をきれいにして、胃へ送り込みます。すなわち、唾液がたくさん分泌されれば、それだけで口腔の清浄化につながります。

それほど大変な仕事だとは思われないかもしれませんが、老人の口腔ケアは本当に大変な作業です。痴呆や意識障害がある患者さんが多いので、そうやすやすと口を開けてもらえないのです。勿論、うがいや呼吸を止めてもらったりすることはとても無理なことが多く、一般の職員では行えないことが多々あります。いままでは、湿ったガーゼを指に巻き付けて、口の中を拭くような感じで、汚れを取っていましたが、こんなやり方では、口臭はなくなりません。口の中を水で流しながら、ブラッシングを行い、ケアしていかなければなりません。

このような試みが、松江市歯科医師会の耳に入り、現在、歯科医師会とタイアップして、松江市医療圏における口腔ケアチームのスキルアップを図っています。歯科医師としての業務に訪問歯科診療があります。私たちの往診と同じような機能を果たすのですが、ここでは、在宅介護をされている患者さんやその介護者の方に、口腔ケアの重要性、必要性を指導し、その技術を広く指導、普及させていく必要性があります。歯科医師会としても、在宅での口腔ケアをどのように進めていけばいいのか？　という問題を抱えており、当院とのタイアップとなりました。

歯科衛生士の方も、今までは、診療所に通院して来られる患者さんしか接したことがなく、診療所に通えない状態の患者さんのケアの経験は、ほとんどないといった状況でした。歯科医師会を通してたくさんの歯科衛生士さんが交代で当院に来られるようになりました。歯科医師会長はじめ多くの歯科医の先生方にも来ていただき、一緒に回診をしたり、ケアのやり方を相談したりしています。歯科医師会主催の口腔ケア研修会を当院のスタッフに開催していただいたり、その活動は活発化かつ継続化してくるようになりました。このような活動を通して、病室内の悪臭は激減してきました。看護師さんの申し送りの時、「○○さんの口が少し臭いようです。口腔ケアの徹底が必要です」といった、会話が聞かれるようになってきました。

偶然の出会い、とでも言えば良いのでしょうか？　東京で歯科医をされ、東京歯科大の非常勤講師もされている秋広良昭先生とお知り合いになる機会を得ました。先生はパタカラという口唇閉鎖力（唇を閉じる力）を高める器具を開発され、その普及に努めておられます。先生は「口呼吸」がいびき、睡眠時無呼吸症候群、アトピー、痴呆、扁桃腺炎などの多くの疾患を引き起こしていることに言及しておられます。口呼吸の原因は口唇の閉鎖力の低下が原因と考えられ、「パタカラ」を開発されました。その独創的な発想とそれを裏付ける症例の蓄積によって、古い常識にとらわれない、斬新な理論を展開されています。詳しくは三和書籍の『宇宙飛行士はイビキをかかない』や『立ち読みでわかるイビキの本』を参照ください。

私が先生の理論に感銘したのは、「口をつぐむと痴呆が改善する」というものです。

痴呆患者はほとんどが、いつも口を開けている。

↓

これは口唇閉鎖力の低下が原因

↓

口唇閉鎖力を高めると痴呆が改善する。

という三段論法に似た発想です。

パタカラによって、明らかに痴呆が改善した症例を先生は多数お持ちです。当院でも、何人かの痴呆患者さんにパタカラを使用していただきました。ここで測定したことは、

（一）パタカラで本当に口唇閉鎖力がアップするのか？

（二）口唇閉鎖力がアップすると痴呆が改善するのか？

という二点です。（一）に関しては、口唇閉鎖計という器械でパタカラ使用前後の値を計測し、（二）に関しては、ＩＱテストを前後に行いました。結果は口唇閉鎖力の上昇とＩＱの上昇（痴呆の改善）がみられました。

まだ、パイロットスタディー的なものですが、「これはいいぞ！」と思える結果でした。検査結果がどうこうというより、表情が大きく変わってきます。人間の表情は目が最も重要かと思っていましたが、違うのです。口元なのです。口元が引き締まれば、とても痴呆の表情にはなりません。一度、鏡の前でポカーンと口を開けた顔と、口元を引き締めた顔を見比べてみてください。口元を引き締める必要性に着眼されたこと、それを増強させるためにパタカラを開発されたことに心から敬意を表したいと思います。

9 音楽療法

音楽療法ってご存知ですか？

音楽療法とは単に音楽によって病気を治療するといった意味ではなく、病気や障害を持った人たちと一緒になって創造的に生きる喜びを分かち合うことを目指す療法と言えます。私が島根大学教育学部の手塚実先生とひょんなことで知り合い、当院でその実践（セッション）をしていただいております。先生は音楽療法の研究を始められて十五年、わが国の草分け的存在でいらっしゃいます。そんな権威からセッションのお話をいただけるとは夢にも思っていなかったので、当院のような患者さんで先生の研究にお役に立てるのかな？　と心配しておりました。「音楽療法は名ばかりで、音楽で病気を治したり、良くしたりなんかできないと思っている、できることと言えば音楽を通して病気の方に喜びという感動を与えられたらいい、と考えている」と謙遜しながら言っていただき、安堵したのを覚えております。

私は痴呆は「心の廃用症候群」と考えています。歩かなければ、脚力は落ち、歩けなくなります。人に服を着せてもらっていては、手が上がらなくなります。筋力はどんどん衰えるのです。心も感動を与えられなければ、ボケてしまいます。年をとると少しのことでは感動しなくなります。それが長期化すると、心は錆びてしまい、心の筋力（心力？）は弱ってきます。当院の患者さんに音楽を通して感動を与えていただきたいと思い、手塚先生にお願いして、毎週、学生さんたちに来ていただき、ナマの音楽を聴かせてもらっています。

私たちは生まれたときから、あるいは母親の胎内にいるときから、音楽を聴いています。それはけっして音ではありません。心に優しく、時には激しく響く音の連なり。これが感動を呼び起こすのです。よく、意識の低下した患者さんに届くようにと、枕元にテレビやＣＤカセットを置いて、一日中音楽やＴＶ放送を流しています。気持ちは解りますが本当に彼らの心に響いているのでしょうか？　ずっと疑問に思っていました。

音楽療法を初めて、この疑問は解決されました。手塚先生は決してあせらず、老人の心を少しずつ少しずつ開いていってくださいました。当院で演奏される楽器は、ピアノ、キーボード、カスタネットやタンバリンなどの打楽器、クラリネットなどの木管楽器などありふれたものです。しかし、患者さんの反応はすばらしい、の一語に尽きます、ＣＤやＴＶの音が全く無効とは言えませんが、ナマの音楽とは患者さんの反応は全く異なるのです。先日、お祭りで使う大太鼓が持ち込まれたときなどは最高でした。太鼓の地響きのような低音が患者さんの心に直接伝わるのでしょう。涙を流したり、自分でリズムを刻んだり、それは感動的でした。音楽の持つ魔力のようなものや、潜在力の大きさを感じました。

また、音楽に合わせて、自分が指揮者になって指揮棒を振り始める方もおられます。ありふれた表現ですが、瞳の輝きが違うのです。それに較べると、ＣＤやＴＶの音は人工的で、電子的に処理されているのが原因なのでしょうか、音に体温を感じられず、無味乾燥とした音として人の心に捉えられるのでしょう。「こんな音で騙されてたまるか、感動なんかしてやらないぞ」とでも言っているようです。

個人的な意見ですが、音楽療法が障害者の治療に有効であると言った根拠は科学的には証明は困難であると思います。しかし、少なくとも間接的に良い影響を与えている事は、感覚的、経験的に気づいていています。科学がそこまで追いついていないだけなのです。

ほとんどと言っていいくらい耳の聞こえないおじいさんが入院しています。彼は機嫌がいいと、いつもとてつもない大声で歌を歌っています。自分の声もほとんど聞こえないので、メロディーはかなり外れていますが、本当に楽しそうに歌っています。ある日、彼が転倒し大腿骨の頚部骨折を起こし、動けなくなりました。急性期病院に搬送しましたが高齢である事、元来、歩行不能であったため、手術は行われず、骨折のままでこれからの人生を送ることになりました。それからの彼はいつもベッドでふさぎこんだまま、顔もうつむき、明らかに元気をなくしてしまいました。彼のいる病棟に足を一歩踏み入れただけで耳に飛び込んできた彼独特の高音を聞くことはなくなりました。

ある日、

「最近ぜんぜん歌声が聞こえませんよ。どうしたんですか？」

と彼の耳元に大声で尋ねてみました。すると涙を流さんばかりに、

「こんな気持ちで歌なんか歌えませんよ」

彼が再び歌いだす日が彼の傷ついた心が癒された日になるのです。

音楽療法は単に患者さんと一緒に歌を歌ったり、楽器を演奏することではありません。未だ国家資格にはなっていないが音楽療法士という専門教育を受けた療法士が音楽をとおして心を開いていく療法と考えています。高齢者の音楽療法が、昔の懐かしい歌をみんなで歌い、過去を懐かしむ「回想法」にとどまることなく、さらに科学的論証を加え、国家資格となり、さらに普及、発展していくことを願っています。

10　往診

八十歳近いYお婆さんが外来にやってきました。足関節のところ、ちょうど座りダコのできるところの皮膚が化膿していました。足関節の滑膜嚢炎で細菌感染を合併していました。Yさんは日本海に面した小さな集落に住んでいます。同じ町内ではありますが病院まで一〇キロ以上離れています。元々心臓が悪く、月に一回程度、定期的に通って来られます。一人住まいでわずかな年金と干しワカメの製造の手伝いで細々と生計を立てています。足の傷は細菌の感染で腫上がり、痛みも伴っています。処置をしましたが一日や二日で治る傷ではありません。

「Yさん、当分の間、毎日消毒のために通ってください」

私はいつもの調子で伝えました。

翌日、Yさんはやってきました。私は黙って傷の消毒をして

「じゃあ、また明日ね」といいました。

「先生、せめて三日に一度程度になりませんかね?」

「だめですよ。今が大切な時ですから、またバイ菌が増えて大変なことになるかもしれませんよ、ダメダメ」

Yさんは悲しそうな顔をしました。

「先生、私、昨日も今日もタクシーで来てるんです。タクシー代が一日、五千円かかるんです。

もうお金がもちません。タクシーの運転手さんは喜んで、帰りも病院の玄関で待っててあげる、って言うんですけどね」

私は大変悪いことをしてしまった、と後悔しました。まだ、急性期の医者のクセが抜けていないんです。患者さんは外来に来るのは当然で、その交通手段のことなど考えていられません。当時患者さんは隣の県からでもいくらでも来られており、今回の件も「病院から十キロなんて近いじゃないか」程度にしか考えていなかったのです。早速、訪問看護師にお願いして、毎日消毒、ガーゼ交換に行ってもらうようにしました。病院に行きたいけど、行けない。それは経済的な意味だけでなく、身体的、精神的に困難な人はいくらでもおられます。

今さらながら、自分の傲慢さを恥じています。患者さんがいればどこにでも鞄一つで出かけて行く、そんな医師でありつづけたい、と思います。今、私の病院には二十四時間往診応需という素晴らしいシステムがあります。六人の医師と数人の看護師が当番制で、依頼があればいつでも駆けつける、というシステムです。

一般の診療所では一人の医師が夜間の往診も行うわけですから、それに較べればそれほど大変ではありません。本当に自宅で急変すれば、すぐに救急車を呼ぶのは常識になっていますが、救急車を呼ぶほどではない、でも明日までこのまま待つのは不安がある、こんな場合、気軽に往診ができればご家族もとても心強いと感じられます。実際、往診鞄は魔法の鞄ではありませんので、十分な医療ができるはずもありません。医師や看護師がわざわざこの夜中に来てくれた、そのことだけで安心される方がほとんどです。中には、大急ぎで救急車を呼ばなければいけない場合もあります。それも医師がいて初めて判断できることです。

いつでも困ったことがあれば来てもらえる、という安心感。意外と大切なことです。この町は、日本海に面した漁業の町です。ある地区は、海の後ろはすぐに山が迫っており、住宅はその斜面にへばりつくように並んでいます。道路は狭く、車の入れる所から、急斜面を百メートル以上登ってようやく辿り着く家もあります。救急車に乗せるのにもストレーッチャーや担架で人が一人やっと通れるほどの狭い道を移動しなければなりません。こんな所にも年老いた老人が一人生活している、あるいは床に伏している光景を目の当りにすると、「絶対良くしてあげよう！　治してあげよう！」という闘志が湧いてきます。

まだまだ、日本は貧しくて、淋しくて、弱くって、思えば自分自身を見ているようで、とても嫌いにはなれないところです。

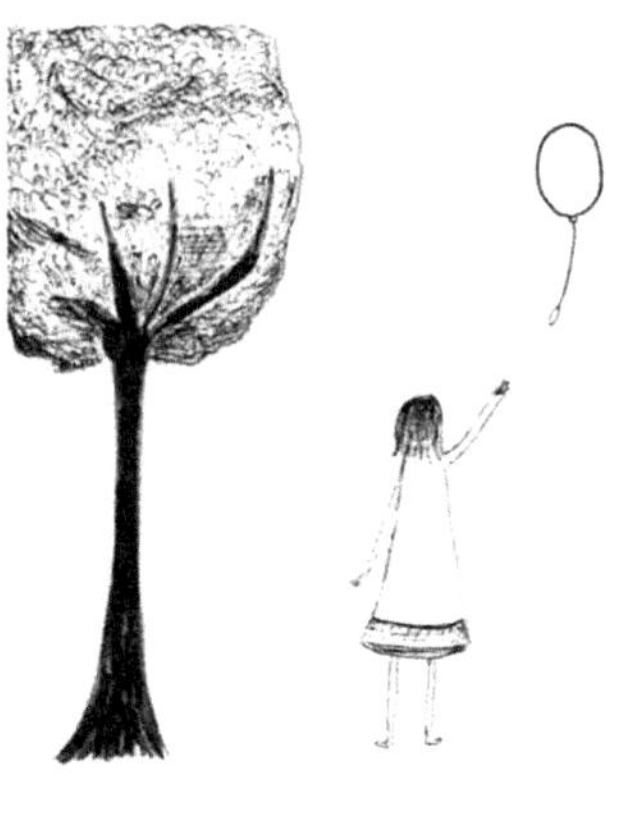

第三章　ピンピンコロリ

森脇先生

先生はまだ若いから、「死」について深く考えた事なんてないのではないでしょうか？　五十歳を過ぎると時々、考えちゃうんですよ。もちろん、「人の死」には数えきれない程、立ち会ってきたし、死についてはいろいろ考えてきたつもりなんですが、死を自分の問題として捉える事はほとんどなかったような気がします。

先日の夜、愛犬「ベル」を散歩しているとき、星空をみながら、「どんな死に方をしたいか？」について考えてみました。それをお話ししましょう。

病気はがんでもなんでもいいのですが一カ月間程、ベッドに横になったままの状態が続いています。しかし、今朝はどういうわけか、目覚めた時から、身体が軽く感じられ、少しではあるけど食欲もあり、果物くらいなら口に入るくらいの元気さです。昼間はテレビのニュースを見たり、久しぶりに新聞などにも目を通しています。

夕刻近くになると、穏やかな日差しに誘われて、少し外に出てみたい衝動に駆られ、妻に連れ出してもらうのです。外にはロッキングチェアーがあり、久しぶりに慣れ親しんだ椅子にゆったりと座り、沈み行く夕陽をぼんやりと眺めながら、久しぶりに味わう「小さな幸せ」を感じています。夕陽が沈む頃、チェアーの揺れが完全に停止するのに合わせるかのように、眠るように生涯を終えるのです。

小鯖　覚

小鯖先生

私たちの世代が「死」について考えてないと思うと大間違いです。私たちの世代はかなり多様化が進んでいる世代でもあります。

私の同級生にも、子育てにどっぷりとつかり自分のことではあまり悩まなくなったという専業主婦で子供のために簡単には死ねないと決意を新たにした母親。キャリア一筋、一日二十四時間が短く仕事が面白くてしかたがないが、学生の頃に比べ何となく疲れが残りやすく、ふとした瞬間、突然死の心配が頭をよぎるビジネスマン。最近話題の負け犬世代三十代、未婚、子供なし。まさに私のことでもありますが、このまま独身で子供もなく、年金も期待できず、私の老後はどうなるんだ？　一人寂しく死ぬのはやはり悲しい……などと悶々と悩んでいる世代なんですよ。

まだまだ実感として、死を受けいれられない世代です。このままで死んでなるものか、というのが本音でしょうか。あるいは、穏やかな死を迎えるためにはまだまだあれこれやるべきこと、課題が残されている、そんな風に考えているともいえます。小鯖先生世代のそろそろ先が見えてきた世代の（失礼！）自分の最期のその時を穏やかに想像というのとは違うけれども、それぞれ独自の死生観があるのです。

森脇　里香

死をみとるということは病院だけがその機能を持っているわけではありません。しかし、現実問題として多くの方は病院で亡くなられます。私たちはたくさんの患者さんの死をみとってきたわけですが、決して病院が死をみとる最良の場所と考えているわけではありません。狭い薄暗い部屋で周囲を気にしながら最期を迎えるより、もっと良い死の迎え方があっていいはずです。

そんなことを考えながら、死について、また痴呆という問題について考えてみました。

1　PPK

ＰＰＫってご存知ですか？

私たち、医療人が日頃よく使う言葉で、決して難しい略語ではなくピンピンコロリの略、というか符牒のようなものです。「死ぬ寸前までいつもと変わらぬ元気さで生活していて、突然、発作が起きてあっという間に息絶えていく。誰にも迷惑をかけないでこの世とおさらばできたらこんないいことはない」。

こんな会話を皆さんも耳にした事、あるいは一度は口にした事があるかもしれません。これは日本人特有の死生観なのかもしれません。他人、特にわが子やその配偶者に余計な心配や苦労、負担、迷惑をかけたくないといった「恥の文化」によるのかもしれません。それは一瞬のうちに命を絶ってしまう切腹と繋がるのかもしれません。現代社会でＰＰＫで死ぬ事ができるのは心臓発作、脳卒中、事故や自殺などがその典型と言えるしょう。

事故や自殺はさておき、心臓発作や脳卒中に対して現代医学はそうやすやすとＰＰＫの希望を叶えてくれないまでに発展してきました。救命救急センターに代表される救急医学の進歩は初期対応が適切であればかなりの救急患者を救命する事ができるようになってきました。心筋梗塞になどの冠動脈疾患、不整脈に対する診断・治療には目を見張るものがあります。

また、ＭＲＩの普及は今までＣＴでは不可能とされていた脳梗塞発症直後からその部位を診断できるようになり、抗血栓療法やフリラジカルスカベンジャーを用いた脳保護療法などによって、発症後数時間以内であれば後遺症をほとんど残す事なく治療できるようになってきました。

一昔前なら当然亡くなっていてもおかしくない重症の方が集中治療によって一命をとりとめることなど当たり前のようになってきました。

しかし、多くの方がなんの後遺症も残さずに元気に回復されるという幸運な経過を辿られるわけではありません。多かれ少なかれその後遺症を抱えてこれからの人生を生きていかなければならないのです。特に脳梗塞や脳出血の後遺症はＡＤＬ（日常生活動作）の低下が問題となります。片麻痺という後遺症が残れば「半身不随」といわれ、歩行障害になったり、片手が使えなくなったりして独りで生活していくにはとても不都合になります。その他、病巣の部位や程度によって失語症になったり、痴呆症になったり、食事ができなくなったり、意識障害になったり、それはそれは多彩な不都合が生じてきます。

その最たるものが摂食、排泄が自分でできなくなることです。誰も他人にオムツを替えて欲しいとは思いません。食事だって好きなものを好きな時に好きなだけ食べたいものです。私たちの病院にはこんなＡＤＬが低下してしまった患者さんが大勢いらっしゃいます。言い換えれば私たちの病院の患者さんは「ＰＰＫ失敗者」で、当院は「ＰＰＫ失敗者収容施設」ということになります。

当院には「特殊疾患療養病棟」という病棟があります。この病棟に入院する対象となる患者さんは重度意識障害、脊髄損傷、神経難病などの病気の方で回復の可能性も少なく、とても自宅で看病・介護できそうもない方たちです。その中でも重度意識障害（例…強くつねって少し顔をゆがめる程度の反応しか示せず、ほとんど開眼もせず、言葉も発しない）の患者さんが大半を占めています。一般的には「植物状態」と言われている状態、あるいはそれに近い方たちです。六十床の病棟でそのうち十人は常時、人工呼吸器（レスピレーター）が繋がっています。このような人たちはＰＰＫ崇拝者からすると「ＰＰＫ大失敗者」になってしまうのでしょうね。

先日、ある歯科衛生士が当院に研修にやってきました。彼女は在宅で療養されている患者さん達の口腔がとても不潔で、それが原因で誤嚥性肺炎が頻発している現状を少しでも改善しようと在宅歯科衛生士（訪問口腔ケア）に取り組もうと頑張っています。今まで歯科医院にやってくる患者さんしか知らなかった彼女は、当病棟の患者さんたちの現状を見て、とてもショックだったようです。彼女も医療人ではありますがその反応は、一般の方が初めて当病棟を訪れたときのそれと全く変わるところはありませんでした。そこで私は彼女に少し意地悪な質問をしてみました。

「あなたはこんな状態になっても生き続けたいですか？」

ほんの数秒の沈黙の後、

「いいえ、生きたくありません。でも私の大切な人がこんな状態になったら、やっぱりそれでもいいから生き続けてほしいと思います。私も頑張って看病します」

と答えてくれました。

「自分自身に対しては『ＰＰＫはＯＫ』、大切な人には『ＰＰＫはＮｏｔ ＯＫ』なんですね？」

「はい、もちろん！」

きっぱりと言ってくれました。

「あなたはご自身がこんな状態になったら全ての医療を拒絶するというリビングウィル（生きた遺言状）をしていますか？　いくらあなたが生かされるのは嫌だ、といってもこんな状況になってしまったら何も意思表示なんてできないんですよ。結局、今のところ私たちは急性期病院の何が何でも命だけは守る、といった精神を引き継ぐしかないのですよ」

会話はここまででしたが、実は私が言いたかったのはここから先なのです。

ただ単に大病院の精神を引き継ぐというわけではないのです。

私たちの病院（療養型病院）は　急性期の大病院の下請け業者でなんの理念もなく、ただなんとなく医療を行っているように受け取られるかもしれません。老人病院（療養型病院）はＰＰＫ失敗者の集まりで陰鬱な雰囲気で、活気のない病院をイメージされるのではないでしょうか？

そんなことはありません。

こんな小さな田舎の療養型の病院にもドラマは一杯溢れています。

感動に満ちています。

ただ、それが直接、手の握り具合や呻き声の中にわずかに聞き取れる不完全な言葉、瞬きかと思えるほどの目の合図など五感を通してのみ感じられるものであるため、外部の方にはなかなか理解していただけないのでしょう。例えば大手術に成功したとか、九死に一生を得たとか、臓器移植を行ったとか、そんな大規模な感動や人間ドラマではありませんが、ほのぼのとした喜びや悲しみに出会いことができます。生命の強さ、尊さそして弱さ、また時には軽さをも考えさせられるのです。

本当にＰＰＫがいいのでしょうか？ なんのメッセージも残せず逝ってしまうのが理想なのでしょうか？ あなたがもし今、このときに、突然死んでしまうとしたらどうでしょう？「何も言えなくなってしまっても生きてくれている、それだけでいい」と言ってくれる人がいたら、あなたはその人のために心臓に拍動を与え、呼吸によって酸素を体内に取り入れるだけの状態を受容しませんか？

ＰＰＫ、少なくとも全ての人にとって理想とする死に方ではありません。

2 DNR

ＤＮＲ: Do Not Resuscitate の略で、日本語に訳すと「蘇生せず」ということになります。これはもともと、がんのターミナルケア（終末期医療）でよく使われていた言葉で、それがだんだん他領域にも浸透してきました。

蘇生という言葉は、その字の通り、「生き返させるための医療行為」のことです。がん末期になると、心身の消耗は激しく、死ぬべくして死を迎えることが多いのです。このような場合、心臓マッサージをしたり、人工呼吸をしたりして、死を回避しても、その効果は短時間であり、その延命行為が患者およびその家族にとって何の意味ももたないことが多いのです。このような無意味な医療を避けるため、前もって、ご本人あるいはご家族にDNRの確認をとることがあります。「ご本人あるいはご家族に」と書きましたが、この国では、多くの場合、ご家族にその意思を確認しているのが現状です。これがその場に及んで、いろんなトラブルを引き起すことになります。

「マカロニ症候群あるいはスパゲティー症候群」と呼ばれる状態があります。身体中、チューブだらけになってしまうことをいいます。それはいったん蘇生し、成功すると、その状態（生きている状態）を維持しなければなりません。そのためにいろいろな管が身体の中に入ります。水分や栄養を十分に注入するために、中心静脈カテーテルと言われる管。呼吸をするために、気管内チューブが留置され、その管を通して人工呼吸器による呼吸を行う。尿量を正確に測定するために、尿路留置カテーテル。嘔吐を防いだり、注入食をいれるための胃管あるいは胃瘻チューブ。時には胸腔や腹腔内にもカテーテルが留置されます。

ご家族は、

「ああ！　なんて可哀想なことをされてしまったんだ！こんなことになるのだったら、あの時、死なせてあげれば良かった」

と、後悔の言葉を聞くことがあります。

こんなことがないように、前もってご家族に、救急蘇生を行って、蘇生したときの状態を説

明し、

「そんなことはして欲しくない。自然に任せてやってください」

と答えられたとき、私たちはカルテに「DNRを確認」と記します。

カルテにこの文字が書かれていると、原則として蘇生は一切行いません。静かに見守るだけです。しかし、いつも事はこのようにはいかないのです。それはDNRの確認をご家族すべてからとっているわけではないのです。いわゆる危篤状態になられると、ご家族が集まります。

「お父さん、がんばって。○○ちゃんが来てくれたよ。××ちゃんもこちらに向かっているからがんばってよ！」

ご家族は患者を励まします。さて、臨終のときを迎えようとしたとき、ご家族の気持ちは一気に高まります。

「先生、呼吸が止まりそうです。何とかしてあげてください」

「あなたは医者でしょ！　命を助けるのが仕事でしょ！　助けてあげてください！」

と、興奮して話されます。あるいは、ご家族が誰もおられないときに急に呼吸が止まってしまう事もあります。そんな時、なんとか生きているうちに、ご家族に会わせてあげたい、との気持ちで蘇生行為を行ってしまう事があります。もう一つ、医師の心の中には、家族のいない所で死を判定する事に対する罪悪感、後ろめたさのようなものが、無意味な蘇生を行ってしまう事もあります。もし、患者さんご本人が、健康な時に「死に際して、一切の蘇生のための医療行為を拒否する」という意思が明確になっていれば、こんな事は起こりえないのです。

ＡＬＳ（筋萎縮性側索硬化症）という病気があります。身体中の筋肉が萎縮して、筋力が低下し、呼吸もできなくなって死んでしまう原因不明の神経難病です。先日、この病気の末期の患者さんが入院してこられました。痰が出せなくなって、他の病院で気管切開がされていました。家族には十分な説明がされており、長男の決定で、いくら呼吸状態が悪くなっても人工呼吸器はつけないことが確かめられていました。ただ、残念な事に患者さん本人に対して、診断名がＡＬＳであること、筋力が弱くなって呼吸ができなくなる事、にもかかわらず知覚や知能にはなんの障害も起こらない事などは全く説明されておらず、呼吸不全状態になったとき人工呼吸器をつけるかどうかの自己決定もありません。

気管切開は痰が容易に吸引できるようにと、すでに行われていました。当院に入院後、しばらくして呼吸状態が増悪、人工呼吸器の装着が必要になりました。自宅は当院から約四〇キロ離れており、どんなに急いでも一時間では来る事ができません。その間、アンビューバッグという手押しのバッグで呼吸をしながら、家族の到着を待ちました。ほどなくして、ご主人、長男、その他、親戚の方が大勢かけつけてこられました。

そこで、ご主人が突然、

「先生、助かるのなら人工呼吸器ってやつを家内につけてやってください」

すると長男は、

「お父さん、何を言ってるんですか！　前の病院で人工呼吸器はつけないって決めたじゃないですか」

「そんな事言ったって、目の前で死のうとしているのを黙ってみておれないじゃなか。なんとかできるのであったら人工呼吸器をつけてもらいたい。先生、呼吸器をつけたら家内は死ななくて済むんですよね?」

「少なくとも、人工呼吸器をつけたら今は大丈夫ですよ」

「先生、家族でもう一度相談しますので、少し待ってください」

長男はそういって、病棟の隅にあるテーブルに家族を集めました。ご主人はすでに隠居しており、今は長男が家族の実権を握っていました。長男の意見は、すでに前医で人工呼吸器をつけない決定をしているので、今更、変更する必要はない。こうなる事は覚悟していた事であり、仕方がない事だ、という意見です。ご主人は長男の意見は頭では理解しているが、実際この場に及ぶと、助けてやれないのが忍びない、ということです。

最終的に、ご主人が折れるような形で、長男の意見が家族の意向として決定されました。ご主人が自分自身を納得させた理由は、人工呼吸器をつける事で家族にこれからも多大な迷惑をかけ続ける事が予測される事、その迷惑が家族だけでなく親戚にも及ぶこと、これは堪え難い事である、ということでした。

私は何度も、ご主人に

「ご主人は、奥さんにもっと生きて欲しいと思ってらっしゃるんでしょ。本当にいいのですか?」

「どうせ良くならない病気なのだから、これ以上、みんなに迷惑をかけるわけにはいかない!」

の一点張りでした、目に涙を浮かべながら。

結局、当初の決定通り人工呼吸器を装着する事なく、まもなく患者さんは亡くなられました。

「本当にこれでよかったのか？」こう思ったのは私だけではなかったはずです。ご主人も、長男さんもそしてその他のご家族も。このケースで一番の問題は、人工呼吸器をつけるか否かの決定をご家族（長男）がされたことです。その決定を長男がされた時には患者さん本人にはその病状や今後の見通し（予後）について何も知らされていなかったのです。

ＡＬＳの場合、人工呼吸器をつけてからでも数年は生きる事が可能です。その間、思考や理解は障害を受ける事はないといわれています。それを家族の意志で奪い取る事はできないのです。おそらく、以前の主治医が長男に病状を告げたとき、

「私が全ての責任を取るので、母には説明や人工呼吸器装着の決定をさせないで欲しい！」

という希望があったのでしょう。

「患者の権利と尊厳」という言葉が今、流行りのように使用されます。この考え方はもちろん、欧米から入ってきたものですが、個人という観念がうまく根付いていないこの国で、欧米と同じやり方で対処しようとするやり方に疑問を感じています。がんの告知など、重大な話をするとき、この国ではまだまだ、患者本人より先に家族に話をする傾向にあります。家族が了解してから、患者に病名や病状の説明をする事が多いようです。

家族の意向を無視して、あるいは家族より先に重大な話を患者にすると、ときに家族が血相を変えて抗議する事があります。これは、何かあったとき、例えば患者が死んでしまったとき、

医療行為や病院の対応にクレームをつけるのは家族であるため、患者はさておき、家族だけはしっかりとコンセント(同意)を得ておかなければいけない、という理由からだと思います。「自分より先に家族に病状・治療方針を説明するとは何事だ！」と患者が怒りを表したことが話題になる事があります。これはリスボン宣言にも謳われている当然の権利（情報を知る権利、機密保持を得る権利）です。この権利を主張して、話題になるのですから、おかしな話です。

今、少しずつこのようなやり方、考え方から、患者最優先の方向へ変わりつつある過渡期であると考えます。過渡期であるからこそ、私たちの患者、家族への対応が難しくなっているのです。自分がもし植物状態になったらどんな医療を望むか？　がん末期状態になったらどんな選択をするのか？　職業柄、こういった類いのディスカッションをよくすることがあるのですが、話し合いの度に、自分自身の選択や希望など、いつも異なった結果が出てきます。その時の、精神状態や話し相手などによって考えが変わってくる自分に未熟さを感じています。ある時は、一切の医療はすべきでないと考えたり、またある時は生き続ける事にも意義があるのではないか、と考えたりさまざまです。これからも考え続ける事によって、結論を出したいと思っています。

日本尊厳死協会という協会があります。リビングウィルのリビングとは生きているという事、ウィルは遺言書で、死んだ後に効力を発揮するのではなく、生きている本人の、生きた遺言書という意味です。自分が不治の病になり、その末期になった時、無意味な延命措置を断り、安らかに自然死を迎えたい、「尊厳死」を自分で決定したい、ということです。その要旨は次の通りです。
(一) 私の傷病が、今の医学で治せない状態になり、死期が迫ってきたとき、いたずらに死期を引き延ばす措置は一切お断りします。
(二) ただし、私の苦痛を和らげるための医療は、最大限お願いします。
(三) 数カ月以上、私の意識が回復せず、植物状態に陥って、回復の望みがないとき、一切の生命維持装置を止めてください。
以上、私の宣言に従って下さった時、全ての責任は私自身にあります。

(日本尊厳死協会リビングウィルより)

3 理想の死?

PPKの項で少しお話ししましたが、「理想の死」ってあるのでしょうか?

少なくともPPKが全ての人、あるいは多くの人にとって理想の死とは思えません。「人間の死亡率は?」って尋ねられたとき、即座に一〇〇%ですと答えられない人もいます。でも一〇〇%なんですよ。人間は生まれてくれば必ず死ぬものなのです。

「人はどこから来て、どこへ行くのだろう?」

「人は何ために生きているのか?」

「私は誰のために生きているのか?」

「自分の生きがいって？」

「死後の世界は存在するのか？」

など、ほとんどの人が一度は考えたことがあるでしょう。

私は哲学者でも宗教家でもないので、それに答えることなどできるはずがありませんが、こんなことを人が考えるのは、理性・知性を持ち合わせた動物であることと、いつか必ず死が訪れることを知っているからなのだと考えています。このような疑問は一般には青年期に真剣に考えることかもしれません。自分の能力の限界を知り、妥協を覚えるようになる中年になるとこんな考えはしなくなる傾向にあります。

その代わり、自分自身の死をもっと現実的に考えるようになります。若者の自殺と中高年の自殺が、その死因というか自殺に至る背景が両者で全く異なっていることからも明らかです。人は自殺を選ぶ人以外、自分の死に方を決定することはできません。だからこそ、人はどんな死に方が自分にふさわしいかを考えるのでしょう。

私は自分自身を極めて平均的な日本人だと思っています。私が考える「日本人は本当はPPKではなくて、こんな死に方をしたいのではないかな？」というのを述べてみましょう。

闘病期間は一週間、長くて一カ月。病気は何でも良いのですが苦痛のないものがいいです。場所は、できれば自宅、あるいは静かな海や湖と木々に囲まれた別荘のような所、百歩ゆずって病院なら静かで最上階の広い個室。病に伏してから、一日一日死に近づいているのを感じていきます。いつも傍にはつかず離れずの状態で愛する家族がいます。愛犬もいて欲しいです。

自分が今まで歩んできた道のりを頭の中でゆっくりと辿ることができます。仕事のこと、趣味のこと、旅行したこと、感動したこと、ほんの些細なことまで思い出として蘇ってきます。身体は明らかに死に向かっているものの、心はまだ衰えていません。自分がもうすぐ死んでいくということに関して、焦りとか、無念さとか、なぜか全く感じることはないのです。あまりに冷静でいられることがかえって不思議なくらいです。

亡くなる数日前になって、今まで心の中にしまっていることを家族に話しておかないといけないな、という気持ちになり、家族をよびます。すると家族全員が静かに集まり、耳を澄まします。

「みんな今まで本当にありがとう。君たちと家族でいられたことが私の人生の中で一番幸せなことだった。もし、生まれ変われたら、また君たちと一緒に生きていけたらと思う。いろいろ辛いことや苦しい事があったけど、今となってはみんなすばらしい思い出になった。ありがとう。さきに逝くよ。じゃあ!」

といって静かに息を引き取ります。家族はそれほど取り乱す事もなく、かといって淡々としているわけでもなく、一人一人しっかりとその死を受け止め、悲しむのです。

いかがですか? このような死に方は? 理想あるいはそれに近い死ですか? 憧れますか?

実は以前、私がみとった患者さんでこれに近い死に方をされた方がおられました。その方は歯科医師でかつ大変な資産家でした。肺がんで亡くなられたのですが、その一カ月前までは一応元気に仕事をされていました。入院されたときには全身転移で手の施しようもありません。痛みや苦痛を除いたり、軽減したりするターミナルケアしか治療の選択はありませんでした。病院で亡くなられましたが、入院中の経過はほぼ上述のようでした。いつも家族の誰かが傍に付き添い、かゆい所に手が届く看病でした。息子さんも歯科医師で、診療が終われば必ず、父を見舞っていました。病状の経過についても、何度もお話をし、全てのことにインフォームドコンセントが得られていました。同じ医療従事者という事もあり、また年齢も近い事もあり、いつのまにか主治医と患者家族というより、友人同士に近い関係になっていました。

亡くなるちょうど一週間前の日曜日、家族が全員集められました。そこで、家族全員に礼を言い、感謝の印として遺言を作成することになりました。知らぬ間に弁護士が同席しています。「何か変わった事があったら困るので、先生も形だけでいいですから同席してください」とその弁護士から依頼されました。それは本当に愛に満ちた家族へのメッセージで、全員が涙しながら聞いていました。財産分与の話になっても、事細かく、正確にその内容を伝えていました。私はこのような場面に出くわした経験がなかったので、遺言はこのように作成されるのか、と驚きをもってみていました。もっと驚いた事は死を間近に控えているにも関わらず、整然と分与を決定していったこと。さらにもっと驚いた事はその財産の大きさでした。

その遺言作成が終わると、一安心したのか急速にその身体は消耗していきました。亡くなられた後、

「いい死に方をしてくれました。父も何も思い残す事はないでしょう。先生ありがとうございました。家族もみんな感謝しています」

と長男の歯科医師が私に礼を言ってくれました。自分自身、なかなか良い医療（ターミナルケア）ができたのではないかな、と自画自賛してしまいました。医者って本当に単純なばかである事を痛感したのはその三カ月後でした。

見ず知らずの弁護士が突然、私のもとにやってきました。あの歯科医師の家族が財産分与でもめにもめている。子供の間で財産分与の額が多い少ないで、長女が「遺言は無効だ」、と言い出した。それに「亡くなる一週間前の、死ぬか生きるかの状態でまともな遺言など作れるはずがない。主治医に聞けば、遺言状などかける状態ではない事を証明してくれるはずだ」、と言い出したのです。その直後、今度は愛人とその子供およびその取り巻きというのがやってきて、私たちにも財産を受け取る権利がある、と主張するやで、もうドラマに出てきそうな滅茶苦茶な状況になってしまい、この後、訴訟にまで発展するのでした。一見、理想のように見えた、この歯科医の死に方も理想から最もかけ離れた所にいってしまいました。

五章で出てくる岩田夫婦の場合、ご主人の闘病期間は約十四年の長きにわたりましたが、その間の奥さんの介護やご主人の言葉を見聞きしていると、理想かどうか解りませんが、少なくとも不幸ではなかったと思います。肺の手術をして、その後、すぐに亡くなるより、ずっと幸せであったのではないでしょうか。奥さんにとって、ご主人への介護を通して得たものは何ものにも代え難いものであったはずです。無論、ご主人を失ったことは大きな悲しみではあったのですが、今もしっかりと奥さんの心の中にご主人は生きておられるのを感じます。先日、電話で奥さんはこう話していました。

「先生、今になって感じますけど、主人は本当に良い死に方をしてくれました。動けなくなっても、自分の家にいる事をこよなく愛し、その思い通りに自宅で最後を迎えられたことも良かったですが、私の心の中で、ずっとこれでよかったのか？　他にもっとしてあげれる事があったのではないか？　と考えた事もありましたが、最近ようやく、これで良かったんだ。と思えるようになってきました。今になって、主人ってやっぱりすごいんだ！　と胸を張って言えるようになってきました」

十年以上におよぶ介護、亡くなられて一年以上たった今、このように言える事、いいですね。要するに、理想の死あるいは死に方なんかないのかもしれません。人生の終末期を自分である程度、演出（あの歯科医師のように）することはできるかもしれませんが、所詮、それは演出であり、セレモニーです。いくら立派な葬儀をしても、悲しみの涙が流れない葬儀は空虚であるように。

良い死に方は、良い生き方そのものを映し出すのでしょう。

4　突然死

突然死とは、その言葉通り突然死んでしまうことをいうのですが、定義としては、「突然病気が発症して二十四時間以内に死んでしまう場合」を突然死と言います。ちなみに発病から一時間以内に死んでしまうケースは、「瞬間死」として別に分類されることもあります。突然死の直接の原因は、約半数が心臓病（心筋梗塞や不整脈発作など）、その他、脳血管の病気（くも膜下出血や脳出血、脳梗塞など）、呼吸器系の病気（肺梗塞など）があります。突然死する人は意外に多く、亡くなる人の五人に一人が病気が発症して、二十四時間以内に亡くなっているとも言われています。

私たちの療養型病院でも突然死は起こります。ただ、みなさんが想像されているような突然死ではないかもしれません。普通、突然死と言えば、ゴルフやテニスの途中に、「ううっ」と唸って、その場にバタッと倒れ、そのまま死んでしまう、と言った光景を描かれると思います。私たちの患者さんは、スポーツなどできる人は、とてもおられません。

わたしたちがいう突然死は、ほとんどが夜に起こります。私の病棟は六十床あり、夜間は四人のスタッフが勤務します。特殊疾患療養病棟という病棟を担当しているので、歩ける方は誰もいません。七割は重度意識障害で使いたくない言葉ですが、「植物状態」あるいはそれに近い患者さんです。その他、脊髄損傷、神経難病などの方がおられ、人工呼吸器も十台常時動いています。スタッフは定期的に見回りをしたり、痰を吸引したりで休憩の時間も取れないほどの忙しさです。

いくら患者さんは眠っておられても、二時間に一度は必ず全員の状態の観察を行なっています。でも、突然死は起こります。「さっきの巡回のときはいつもと全く変わりなかったのに！」突然死を発見した看護師さんは、いつも動揺しながら答えます。さも自分のせいであるかのように。でも、ある程度の経験を重ねた看護師さんなら、ほとんどがこのような「院内突然死」経験していることで、決して看護師さん個人の責任ではありません。私の病棟の患者さんたちは、ほとんどが超高齢者ですから、表現は悪いですが、平均余命は数年の方が大勢おられます。それもみんな大変な病気をお持ちなわけですから、「いつお迎えが来ても……」といった感じがしないわけではありません。しかし、スタッフはたとえどんな状況であろうとも、最期はご家族に見守られながら静かに、あるいは厳かに死を迎えていただきたいと思っています。このような観点からすると、私の言うところの「院内突然死」はなんとしても避けたい、と思っている結末です。

ご家族への報告もどこか言いわけめいた口調になってしまうこともあります。あまりこちらが落ち込んでいると、返って恐縮されて、「ここまでよく見ていただけただけでも嬉しく思っております。感謝しています」などとねぎらいの言葉を掛けていただくこともあり、主客転倒とはこのことかなどと、後で苦笑いしてしまうこともあります。

なぜ、療養型病院で「院内突然死」が起こるのか？　もちろんそれだけではないのですが、多くは窒息が原因だと考えています。特に経管栄養されている方に「院内突然死」が多いような気がします。経管栄養の方は食欲があろうがなかろうが、きめられた量が定時的に注入されます。健康な私たちだって、「今日はどうも胃の調子が良くないから、夕飯はなしにしよう！」とか「軽く麺類だけで済ましておこう！」ということになるのですが、経管栄養の方はそういうわけにはいきません。食べたくなくても、いつも決められた量が入って来るのです。耐えられませんよね、普通なら。

食べたくないのに、無理矢理食べさせられたら、誰だって吐き気がしたり、実際に吐いてしまったりしてしまいます。座っている時は、重力の関係もあって、嘔吐はある程度押さえられますが、横になったときには胃と口が同じ高さになり、すぐに吐いてしまいます。あるいは胃からこぼれ出るように口の方へ逆流することもあります。このようなことは老化の一現象であり、日頃の業務の中で対策は講じているのですが、完全にコントロールすることはできていません。

例えば、仰臥位（仰向け）に寝ている時に、胃の内容物が逆流し、気管に吸引されてしまうことがあります。私たちも食事中に間違って、ご飯粒が気管に入ることがありますが、そんなときはご飯粒を排出しようとして、とんでもないほどの強い咳が出ます。これが咳反射ですが、高齢になると咳反射が非常に弱くなっている人がおられます。このような人に胃の内容物（多くは注入食と言われる液体）が気管に入ると窒息と同じようなことが起こってしまいます。それが夜間に発生すると誰も気づかず、亡くなっているところを発見、ということになります。このような亡くなられ方は、医療サイドとして最も避けたいことなのですが、仮に発見が早く一命を取り留めたとしましょう。幸い、後遺症も残さず、元通りに回復されればいいのですが、脳死に近い状態で生きながらえることもあります。

現に、私の病棟にも、同じようなことで窒息をきたし、救急蘇生で回復し、人工呼吸器が長期間装着されている患者さんがおられます。今となっては、ご家族は、「あのとき（窒息）に亡くなっていた方がおばあちゃんは幸せだったのかもしれない」と思ってられるかもしれません。

ご家族の言葉を借りれば、「もともといつお迎えが来てもおかしくない」状態であった方が救急蘇生で中途半端に蘇ってしまったわけです。

私たち医療スタッフは、「せめて最期は家族に囲まれて」の思いが強く、反射的に蘇生してしまうことがあります。もうひとつは家族のいないところで亡くなられると言う「うしろめたさ」も大きな要因です。医療人にとってできれば避けたい「院内突然死」。患者さん、ご家族にとってはどうなのでしょう?

5　本当の気持ち

昔のドラマで、それこそ百恵ちゃんたちが出ているようなそんな時代のものでしたが、美人で不治の病の主人公が同じ病院に入院している患者さん同士で「理想の死に方」について話し合うシーンがあったのを印象的に覚えています。そこでは雪山で眠るように死んでいくのが皆の憧れの死に方として語られていました。苦しみも少なく、眠るように美しく死ぬことができる、と。

ところが実際、冬山登山での遭難者たちの話を聞くと、そんな生易しいものではないことがわかります。決して美しい死がそこで待っていてくれるわけではなく、厳しい自然に追い込まれ、凍傷に苦しむことなど、ドラマの中の病室では想像されていなかった現実がそこにはあるのです。

私たちは、しばしば自分達が経験していないことを想像します。「死について」もそうです。死を考えることは生を考えること、とも語られ、私たちは未知の死について想いを巡らせます。死を考える時に大抵のものは年老いた自分を想像します。実際、自分が長生きできるかどうかはわからないものの、長生きしたいという願望からでしょうか。

その想像の中の老人の自分はどんなことを考えていますか？　妙に達観し、落ち着いた自分へと成長し、何事にも動じない姿でしょうか。それとも、あまりにも自分自身に変化がないことに狼狽えているでしょうか。

子供の頃、高校野球や成人式を迎えたお兄さんお姉さんをみて、大人だなあ、と感じていたにもかかわらず、いざ自分がその年になってみると、あまりにも中身が子供のままで驚いたという経験を持つ人は多いですが、青年の時と、老人の時のそれは同じようなものなのでしょうか？　このことを語れる老人はあまりにも少ないと思いませんか。なぜなら、青年になった自分を受け入れる人は多いですが、老人になった自分を受け入れる人は少ないからです。

思考能力のしっかりした人たちは大抵、生涯現役とか青春は終わらないなどと口にしていて、せいぜい自分は壮年だと認めることはあっても、なかなか自分は老人だと胸をはり、世間に情報を発信し続ける人はいないでしょうし、逆にそれが出来る人を世間は老人と認めないのですから。

老人になってみないとわからない老人としての感情というものが確かに存在しているはずです。自分自身がその時その場で何を感じているのか？　死を経験した人はこの世に存在しないのですから、死について誰も本当のことはわかりません。でも、人はその時が来ても怖くならないように、慌てないように、その準備をしようといろいろ想像するのでしょうね。

老人の本当の気持ちも実際のところわかりません。でも、目の前の患者さんをみながら、自分がこういう状況のときはこんな気持ちでいたいなあ、患者さんにもこんな気持ちでいてほしいなあ、とあれこれ想像してしまうのです。

6　在宅死

病院は病気を治療するところです。しかし、同時に「死を迎える」場所でもあります。昔は自宅で死を迎えることは当たり前でしたが、現在では、ほとんどの方が病院で死を迎えられます。当院のある鹿島町は人口約八千三百人、六十五歳以上の高齢者は三〇％以上です。平成十五年度は七十八名の方が亡くなられました。そのうち十二名が自宅で亡くなられました。約一五％の方がご自分の家で亡くなっておられます。その中には在宅で死を迎える、という意思があったわけではなく、病院に受診するまでに亡くなってしまわれた方も含まれています。

病院で亡くなることを病院死あるいは在院死、自宅で亡くなることを在宅死といいます。在院死と在宅死、どちらが良いのかはわかりませんが、条件さえ整えれば、みんな自宅で死を迎えたい、と思っているはずです。少なくとも、病院のベッドが最適の死に場所であるはずはないのです。ただ、家族や医療従事者にとって、病院で死を迎えていただけることはとても都合の良いところではありますが。

医師にとって患者さんが病院で亡くなられることが、なぜ都合がいいかといいますと、あらゆる薬剤、医療機器そしてなによりスタッフが揃っているからです。最高の環境で患者さんの死をみとることはあらゆる不安を解決してくれます。「できることは全てやった。これだけやって亡くなられても悔いはない。家族も私の行った医療行為に満足しているだろう」と考えるのです。

しかし、満足しているのは医師だけなのです。家族はどうかと言うと、満足はしていないものの納得はしているのです。それは自宅では十分な医療・看護・介護ができないため、いくら患者さん本人が在宅での死を願っても、なかなか叶えられません。「本当はおじいちゃんの願い通りに自宅で死なせてあげたいけど、そこまで面倒見てあげられなくてごめんね」という気持ちがあるはずです。だから、満足ではなくて納得なのです。

人間だけでなく、動物、植物までも、すなわち生きとし生けるもの全てに誕生と死が存在します。死というものをどのように捉えるかは、個人の人生観、宗教観によって異なりますが、人生の終焉であることは事実です。どのように生きるか？　ということはある意味、どのように死ぬのか？　に繋がることかもしれません。

医療従事者でなければ、何度も何度も人の死に立ち会うことはありません。新人看護師は、死に立ち会えば、必ず涙を流し、もっと患者さんにしてあげられることはなかったのかと振り返ります。そんな非日常的なことが病院では日常になっているのです。人は百人いれば百通りの人生があり、百通りの死に方があります。私たちは、百人の死にいく人たちに、百通りの死に方をしていただいているのでしょうか？　答えはノーです。

日本人の寿命は世界一長い！　とよくいわれますが、その原因の多くは、乳児期の死亡が減少したこと、肺結核が大幅に減少したこと、それに健康的な食生活にあります。日本の医療が世界一というわけではありません。

ここにおもしろい統計があります。厚生労働省の平成十三年の人口動態統計によれば、一九六〇年、すなわち昭和三十五年当時、約七〇％の人が自宅、一八％が病院が死亡場所となっています。それが一九七九年に死亡場所が自宅と病院が同じ割合(四七％)になり、以後、急速に自宅での死亡が減少、病院死が急増しています。最近は在宅死……一三・五％、病院死……七八・四％、その他、死亡場所として、老人ホーム、診療所があります。ほんの二十五年前までは、わが国でも在宅死の方が多かったのは驚きです。そのような古き良き時代はずっと昔のことだと思っていました。要するに、バブルの始まりに合わせて在宅死が急速に減少したことになります。経済的に余裕ができたので、入院させることができるようになった、というのが原因でしょうか？　あるいは経済的余裕ができたがために、年老いた病人が家の中にいることが邪魔だと感じるようになってしまったのでしょうか？

「死をみとる」ということは、なにも呼吸が止まったり、心臓が止まったりするのを見ることではありません。死に至る過程を見るわけで、その中で苦しみや悲しみ、時には喜びを分かち合うことに意義があります。その中で、生命の尊さや儚さを体感、学習していきます。近年、残虐な事件や生命を軽視した少年犯罪が増えてきている根底には、「在宅死の減少」も何らかの関わりがあるはずです。

7　痴呆という大きな問題

現在、日本には約百九十万人、痴呆のお年寄りがいると言われています。これは高齢者（六十五歳以上）のおよそ八％にあたります。すなわち六十五歳以上では十三人に一人が痴呆です。二〇二〇年には二百九十二万人の痴呆性老人で日本は溢れかえることになります。しかし、痴呆に対する正しい理解や認識は十分にされていません。

痴呆の多くは「アルツハイマー型痴呆」です。この病気は、脳の神経細胞が変成、減少し、脳全体が小さくなってしまう（萎縮）原因不明の病気です。脳血管性痴呆と違って、身体的な障害はほとんどなく、痴呆症状のみが進行していきます。同じことを繰り返したり、ものの名前が出てこなくなったり、薬やお金の管理ができなくなったり、だらしなくなったり、さまざまな異常行動が出現します。

「物忘れ外来」が多くの病院で開設されてきました。痴呆患者が増えてきた現れです。つい最近まで、痴呆は精神科領域の病気でした。これは精神科医が痴呆を専門的に扱っている、というのではなく、痴呆患者の症状が精神科の患者さんのそれと似通っていることに起因するからです。治療というより、異常行動のコントロールが主体となっていました。いや、現在もこのような治療（？）はまだまだ一般的に行われています。

数年前、当院の入院患者さんが非常に強い痴呆症状が出て、当院では対応できない、という理由で精神病院に転院になりました。徘徊、不潔行為(便をあちこちに塗り付ける)、奇声、大声、暴力行為などありとあらゆる異常行動が出現しました。まだ、当院でも痴呆の対応が確立されておらず、すがる思いで精神科にコンサルトし、転院となりました。つい先日、その患者さんを引き取って欲しいと、転院先の精神病院より依頼がありました。その書面には、転院時の徘徊などの異常行動は全て消失して、精神科的治療の必要がなくなった、というのが再転院の理由です。困り果ててお願いしたのですから、お断りする理由などありません。

数日後に帰ってこられた患者さんを見て、当時を知っている職員は唖然としてしまいました。四肢は拘縮してちぢこまったまま、向精神薬の副作用のためか眠りこけたまま、誤嚥性肺炎を繰り返すということで胃瘻が造られており、食事は全て胃瘻チューブから胃の中へ注入されていました。「徘徊しなくなった」のではなく「徘徊できなくなった」のです。便を「投げつけることがなくなった」のではなく、「投げられなくなった」のです。奇声・大声が「出なくなった」のではなく「喋れなくなった」のです。要するに、薬を大量に使用し、寝たきり状態にし、動けなく、喋れなく、食べられなくしてしまったのです。これで、精神科的には問題がなくなったので、お引き取りください、というのは何か変ですね。でも、これが現実なんです。

当院の介護病棟（医療より介護を中心に行う病棟）に八十歳のおばあさんが痴呆で入院してこられました。すでに、足腰はかなり弱っており、歩行はできません。少し目を離すと、いざる（這い這い）ようにして移動します。言語も不明瞭でまだ慣れていないこともあり、コミュニケーションをとることはできません。いつもいらついた様子で、片時もじっとしていないのです。入院直後でもあり、転倒・転落が危惧されました。最も危険なのは、ベッドからの転落です。ベッドには転落防止のため、ベッド柵が取り付けられます。

介護病棟は拘束に関して、非常に強い縛りがあります。患者さんの権利、尊厳を重視して、身体および心を拘束してはいけないことになっています。具体的に言えば、ベッド柵は二個までが許されています。三個になると拘束になります。確かに、ベッド柵を二個つければ、睡眠中に転落することはありません。自分でベッドからおりようとするときも二個までなら邪魔になりません。しかし、この患者さんの場合、一人でベッドから下りようとすると転落、転倒の危険性がかなり高くなります。ちょっとした転倒でも、お年寄りはすぐに骨（多くは大腿骨の頚部）が折れてしまい、多くの場合、手術しなければなりません。四個のベッド柵を設置すれば、完全にベッドの周囲を囲むことになり、すなわち檻のようになり、そう簡単に下りることはできなくなります。

しかし、彼女の行動を見ていると、この柵を乗り越えて下りようとされる気配が感じられます。スタッフで協議した結果、彼女の場合、ベッドを取り払って、床の上に畳を敷いて、その上にマットを置くことにしました。畳の周囲にも薄いマットを敷き、一応、床には直接触れることのないようにしました。これで彼女の安全はとりあえず確保されたことになります。

そうこうしているうち、大変なことが起こりました。ご家族が憤慨してナースステーションに怒鳴り込んでこられたのです。

「うちの母になんてことをするのですか！　他の患者さんはベッドに横になっているのに一人だけ床に寝かされて！　人権蹂躙《じゅうりん》も甚だしい！　痴呆だからってばかにしないでください。痴呆の患者にだって権利というものがあるのです。ここはなんてひどい病院なんでしょう！　すぐに連れて帰ります」

と言われて、本当にそのまま連れて帰られました。こちらの弁解（？）など聞く耳持たず、といった感じでした。

ご家族のお気持ちはよく解ります。このような対応をするのに必要性を十分に説明し、了解を得なければならなかったのですが、ご家族と連絡が取れず、とりあえず先に対応してしまったことがいけなかったのは確かです。でも、こんな場合、本当にどうすればいいのでしょう？四六時中、傍に付き添っているわけにも行かず、かといって拘束もできず、骨折でもされればこちらの全面的な責任。

お年寄りは環境が変わるだけで、一時的に異常に興奮したり、うつ状態になられたりすることはしばしばです。しばらく注意しながら、時間が経過するうちに自然と落ち着いてこられるので、その間だけ少し不自由なことになりますが、それくらいは我慢していただきたいというのが本音です。最近、「痴呆の妻と無理心中」、「介護疲れの果て、アルツハイマーの母親を息子が刺殺」などの報道が新聞紙上を賑わせています。このような事件は後を絶たないどころか、ますます増えてきているようです。痴呆のお年寄りを介護するのは、本当に大変です。いくら介護しても痴呆症状は進み、「自分が役に立っているのだ！」という実感を介護の生活の中で味わうことができなくなったとき、無力感や介護疲れが出てくるのです。

その悩みを分かち合ってくれる友や、配偶者がいれば、気も紛れ、「さあ、また頑張ろう！」という気にもなるのでしょうが、介護者も孤独であることが多く、一種のうつ状態に陥ります。このような状態から悲劇が生まれるのです。実際に新聞に載るような悲劇は氷山の一角で、その裾野には夥しいほどの悲劇があるのです。

私たち医療従事者は、どうしてもその責任を国や政治に求めたくなるのですが、それが正しいことではないことも重々承知しているのです。痴呆による家族の崩壊を見るにつけ、そのやり場の無い腹立たしさをも感じることがあります。今後、痴呆の問題は確実にさらに大きな問題となっていきます。残念なことに私の病院には、痴呆の患者さんを専門に入院していただく、「痴呆病棟」はありません。地域において高齢者の医療・福祉を考えるにあたって、痴呆問題は避けて通れないものです。どのような形で、病院がその役割を担っていけるかを考えていきたいと思っております。

8　映画「半落ち」にみる痴呆問題

痴呆をテーマにした名画が二本、立て続けに上映されました。一つは「半落ち」です。優秀な警察官である寺尾聡扮する梶総一郎がアルツハイマー病に苦しむ最愛の妻啓子を自宅で首を絞めて殺害する。絞殺後、自首して来るまでに空白の二日間があり、その空白を捜査一課の刑事が埋めていく、というのがおおまかなストーリーです。

その審判を行う裁判官の父もアルツハイマー病で、裁判官の家庭も父の痴呆症でズタズタになっているのです。妻啓子が人格が破壊されていく中で、「せめて自分という人格が残っているうちに殺して欲しい」という願いを聴き入れて、梶総一郎は絞殺という犯罪を犯します。裁判官自身、自分の父親に、「死んでくれたらいいのに」という感情を抱くこともあり、総一郎の心情は深く理解できるのです。しかし、裁判官は周囲の予測に反して、情状酌量を認めず、求刑通りの懲役四年の判決を下します。その理由として、「いくら人格が破壊されたからと言って、その命を奪う権利はあなたには無い、そして私にも」と梶総一郎に告げます。映画は痴呆問題以外にももっともっと深いメッセージを伝えてくれるのですが、ここでは省略します。

また、「折り梅」というこれもアルツハイマー病を題材とした映画も反響を呼びました。名古屋郊外に住む平均的なサラリーマン家庭に夫の母、政子が同居することになり、同居して間もなく母の行動に異常が出現し始め、急速に増悪していく。それを契機に家庭は崩壊寸前の状態となる。しかし、妻、巴は痴呆と言う先の見えないトンネルに迷い込み、誰よりも傷つき、苦しんでいたのは義母自身であることを気づき、愛情溢れた態度で接するようになる。このことを契機に義母の隠れた絵画の才能が開花し、家族の絆がいかに重要かと知らされる、というハッピーエンドの話です。

このように痴呆をテーマとした映画がヒットする背景には、それなりの要因があります。そう言えば、以前「恍惚の人」というドラマがヒットしたこともありました。当時の状況は私には解析することはできませんが、今回のヒットの背景には、確実に「痴呆症患者の急激な増加」があります。痴呆に関する悩み、苦しみが一部の人だけの問題ではなくなってきたからです。痴呆患者は二百万人を越えると言われています。「折り梅」の家族は巴を含め、五人が痴呆症という問題に苦しむわけです。と考えると、日本全体では一千万人の心を痛めていることになります。

私の病院でも、車椅子で非常階段を駆け下りたり、病棟内の設備や機器を破壊したり、自分の便を口に入れたり、壁に塗り付けたり、素っ裸になって包丁を振り回したり、数えきれないほどのエピソードがあります。「一体何を考えているんだ！　うちは精神病院じゃないのだからこんな凶暴な患者さんは面倒見切れない！」と、怒りをぶちまけたところで、精神病院も満杯で、すぐに対応してもらえることは皆無と言って良いでしょう。「一番苦しんでいるのは患者さん自身なんだ！」という気持ちを持って接すれば、大概の痴呆患者さんは療養型病院で対応できるのです。

七十五歳の痴呆症のお婆さんがいます。両側反回神経麻痺という病気で気管切開をされています。声は出るようにはなっていますが、家族が在宅で介護でみることを拒否して、寝たきり状態になっています。入院してからも痴呆症はどんどん進行していきます。私のことを夫だと思っており、「お父ちゃん、お父ちゃん！」と呼ばれています。森脇先生は「まさこさん！」と呼ばれています。

病棟のスタッフが痴呆症に関する資格を取得することになり、その一環として、その患者さんを受け持つことになりました。約三カ月間程度でしょうか、そのスタッフはその患者さんにつきっきりになりました。朝九時から夕方まで、ずっと話し合ったり、散歩したり、食事の介助をしたり、時には外出したり。病院ではありますが、娘が自宅で一日中介護するように対応しました。そうするとその患者さんの痴呆が明らかによくなってきたのです。過去の記憶が蘇り、最近のことも忘れなくなりました。こうなると顔つきが明らかに変わってきます。口元は引き締まり、目も「口ほどにものを言う」ようになりました。こうなってくると他のスタッフもその患者さんへの関わり方が自然と変わって来るようになりました。今までは、「おはようございます!」で終わっていたのが、「Mさん、おはようございます。今日はどんなことをして過ごされますか? 食事はおいしかったですか?」など、会話が続くような声かけをするようになり、それがまた効果的に作用しだし、どんどん痴呆が改善していきました。そうなると、ご家族も自宅からアルバムを持ってきたり、数時間ではありますが、自宅に帰ってみたり、みんないろんな刺激を与えようと努力し始めました。

痴呆症を治療する効果的な薬剤はまだ見つかりません。痴呆症と言ってもいろいろなタイプがあり、治療法の確立もまだ先のことです。現在、最も効果のある治療法は「いかに愛情を持って深く、長く接すること」だと痛感しています。しかし、実際の医療現場で、とくに当院のような私的医療機関で、全ての痴呆症の患者さんに一人一人、十分な時間と家族に負けない愛情を持って接することは経済的にみてとてもできることではありません。どうしても集団的な接し方になってしまい、歯がゆい毎日を送っています。

「折り梅」にあるように、家族の深い愛が全ての痴呆患者さんに注がれることを医療現場の一スタッフとして期待します。ちなみに、悲しい話でありますが、スタッフが研修を終え、通常の業務（他病棟）に返ったため、Mさんの痴呆は再び悪化の傾向を示し始めています。

第4章　愛すべき患者たち

森脇先生

急性期病院の患者さんは、入院期間も短く、病気自体も急性期であるため、早く良くなってもらおうという気持ちが強く、医師はどうしてもその臓器を主体として診てしまいがちです。でも、ここでは刻々と病状が変化することはほとんどなく、時間は緩やかに流れています。その分、患者さんの全体像や背景が自然と目に入ってきます。患者さんの状態や心理状態などは十分把握しているのに、気づいてみたら、元の病名を忘れている事もあり、苦笑いです。

「あれっ、この患者さんは脳梗塞だったたっけ?　パーキンソン病だったたっけ?」

こんなことは急性期病院の時にはあり得なかったですよね?

それでも患者さんやその家族に起こるエピソードには事欠きません。森脇先生もそんな心に残るエピソードがあると思います。

小鯖　覚

小鯖先生

本当にいろいろな患者さん、ご家族がいらっしゃいますよね。

こうしてさまざまなエピソードに出会うというのは、やはり療養型病院では入院が長期化しており、患者さんとのつきあいが長いということ。患者さんの希望に添うように在宅療養や一時退院などの計画を立てるのに、その家族関係に深く入り込むことが必要だからでしょうか。

私はもともと内科医で慢性疾患を専門にしていますので患者さんとのおつきあいは長期間になることが多いのですが、それでも家族ぐるみの関係というのは非常に限られているように思います。

私たちはこういった患者さんとの人間関係からいつも多くのことを教えてもらっているような気がしますよね。

森脇　里香

療養型病院に入院される患者さんは、その多くが脳血管障害です。骨折などの整形外科的疾患でリハビリのために入院される患者さんと異なり、その機能はそう簡単に改善しません。当院の患者層は全般的に高齢で、重度の障害を持っておられます。言いたいことも言えず、自分で物事を決定する力もなくなっているのです。さらに動けない、食べられない、といった障害が加味されます。

着任当初は、この病院に勤務した頃は、患者さんの顔がみんな同じに見えました。でも、日が経つにつれ、よく観察していると一人一人に個性があり、みんな精一杯自己表現していることに気づきました。

急性期病院では、絶えず患者が入れ替わるため、退院した患者さんの顔を忘れてしまうことがよくありました。でも、レントゲン写真やＣＴなどの所見をみると細かいところまで思い出す、といった現象がよくありました。ましてや患者さんの家族となると、かたっぱしから忘れてしまいます。

一方、ここでは患者さんの入院期間も長く、家族とも何度も話し合うことが多いため、時には患者さんを忘れても家族の顔は忘れない、といった奇妙なことが起こってきます。

当院のスタッフは患者さんの少しの変化に気づくのに長けている人がとても多いと思っています。これは一つの才能です。長い間、変化の乏しい患者さんを観察しているうちに養われたものでしょう。

そして、一人一人の物言わぬ患者さんの中にもドラマがあり、それに涙し、笑い、感動を受けているのです。

1　詰め所から3つ目の部屋

私は療養型病院の特殊疾患療養病棟の病棟医をしています。療養型の病院でも絶えず在宅を見据えて医療を行わなければならないのですが、いわゆる植物状態といわれるような重度の意識障害、パーキンソン病を代表とした進行性の神経疾患、脊髄損傷の患者さんなど、在宅での療養が極めて困難と考えられる方も大勢いらっしゃいます。そんな方に「○カ月後にはお家に帰りましょう！」とか、「この病院は入院期間は六カ月と決められているので、それ以降はそちらで転院先を探してください！」などと言うことはできません。もし私の親がこんな状態になって、在宅を勧められたら、たまったものではありません。そのような患者さん、あるいはそのご家族には、安心して、期限を気にせずに療養していただきたいと思っております。

この病棟で、私たちが頑張っていることがあります。それはいかにご家族にお見舞いにきていただくか、ということです。

ここでご家族のお見舞いについて、一般的な傾向をお話をしましょう。まず、入院されたときに、お見舞いにきていただきたいことをお話しします。

「あなたがもし患者さんの立場なら、たとえ意識がなくても家族に見舞って欲しいでしょう。誰も訪ねてこないで一人でずっとベッドに横たわっていなければならないなんて悲しいですよね」

「先生、そうですよね、毎日というわけにはいかなくても暇を見つけて来るようにしますのでよろしくお願いします」

と言って、最初の一カ月はがんばって来られるのですが、その後は確実にお見舞いの回数は減っていきます。一年もすると全く来られなくなる家族もあります。今まで経験した中で最も驚いたことは、「もう連絡は一切してくれるな！　今度連絡をくれるのは死んだ時にしてくれ！」と言った後、ガチャンと電話を切られた時でした。

また、あんまり来られないので、相談員が患者さんの写真を撮り、カレンダーにして送ってあげました。するとその家族は、「こんな意識もなくなった患者の写真をカレンダーにして送りつけるとはなんて病院だ！　人権問題だ！」と。その相談員にしてみれば、「この人はあなたたちのお母さんですよ。たまにはお見舞いにきてあげてください。それがだめならせめてカレンダーにして部屋の片隅にでも飾ってあげてください」という意味で送ったのですが。ご家族からすれば、見舞いに来ても、来たことすらわかってもらえない。来た甲斐がない。こんな気持ちがだんだん病院から遠ざかっていく原因なのでしょう。

でも、そんなご家族だけではありません。毎日、休みなく、朝から夕方まで病院に来られ、ずっとご主人の傍に寄り添っている妻。何本もバスを乗り換えて、やっと病院にたどり着いたのに、一時間もしないうちに最終のバスに乗り遅れないために帰っていかなければならない。それでもほとんど毎日通いつめている奥さん。本当に頭が下がる思いです。でも、こんな献身的な行動をとるのはみんな女性なんです。

とても忘れがたい夫婦がいます。ご主人が脳梗塞で意識が無くなった状態で入院してこられました。奥さんはとても静かな落ち着いた方でした。お見舞いに来られても、こちらから声をかけなければ、あまり質問もされず、要求もされません。少し遠くにお住まいで、病院へは二～三日に一度来られていました。

「大変ですね。お疲れが出ませんように」と声をかけると「いいえ、こちらこそお世話になっています。毎日来てあげたいのですが、交通の便が悪くて。でもちっとも苦にはならないんですよ」といったありふれた会話を交わす程度でした。

ある日、そのご主人が重症の肺炎を併発され、とうとう亡くなられました。ナースステーションから三つ目の部屋でした。亡くなられた後、一週間後、病棟に挨拶に来られました。

「主人が亡くなったのがまだ信じられなくて、まだあの部屋にいるような気がして仕方がないのです。今も詰め所から三つ目のあの部屋の真ん中のベッドを覗いてきました。他の患者さんがおられましたけどね」

このようなことをおっしゃられるのは時々あり、ご家族の気持ちってそうなんだろうな、と思っていました。ただ、この奥さん、というより今までのご夫婦の違う所は、夫亡き後、一度ではなく何度も病棟を訪れられたことです。普通はお墓に参ったりするのでしょうが、奥さんはお墓の代わりにこの病棟を選択されたのです。何度も通いなれた道をまるで思い出を辿るようにゆっくりと歩いてこられたのでしょう。そして、詰め所から三つ目の部屋の真ん中のベッドに幻の夫をみていたのでしょう。私は死後の世界は全く信じていませんが、もし、ご主人がどこかで見ておられるなら、喜ばれるでしょうね。とても良い夫婦です。本当に病院を姥捨て山と思っているのではないか、と疑いたくなる家族がいるかと思えば、このようなすばらしい夫婦もおられます。

私たち医療人は患者さんに対していつも平等でなければいけません。最高とは言えないまでも、入院されている患者さんに対して同じレベルの医療・介護を提供しなければなりません。しかし、どんなにがんばっても家族の代わりはできないのです。

急性期病院なら、粗っぽい言い方をすれば、「病気が治れば良いでしょ」といった考え方も成り立つかもしれません。病気が良くなることがとても重要な因子になるからです。それゆえ、最近では胃がん、大腸がん、肺がんなどの手術成績がマスコミに取り上げられたりします。

一方、私たちの療養型病院では、例えば五年生存率や在宅復帰率など、あまり問題とされません。いかに患者さんが残り少ない時間を有意義に過ごされたかが重要視されます。この有意義さを高めるためにはご家族の協力がどうしても必要になります。このことを入院時に、ご家族には必ずお話しするのですが、なかなかご理解戴けないのが現状です。

それではどんな人が有意義な時間を過ごされるのでしょう？　言い換えれば、どんな患者さんのご家族が数多く病院を訪れられるのでしょう？　この答えは非常に難しいのです。お金持ちの家族は生活に余裕があるから、面会が多い？　病院との距離？　家族に時間的余裕がある？

いずれも答えは明らかに「ノー」。

具体的には上手く説明できませんが、「その患者さんを含めた家族が幸せであった家族は、度々病院を訪れる」と言ったところでしょうか？　それは家族愛でも兄弟愛でも親戚愛でも友人愛でも構いません。行き着くところはどうやら「愛」です。

2　本当にあった怖い話　【抑制】

「今でも患者さんに対して抑制があるって本当？」時々そんな質問をうけることがあります。「抑制は確かにありますよ。適応をよく考えて、家族の同意を得た上でするようにしているけどね」そう答えると、相手は私をすこし軽蔑したような、冷たい眼で見つめ、信じられない！といった表情をうかべます。ああ、きっと私のことを冷酷で人でなしの人間だと思っているのだろうなあ。

抑制という言葉は暗く響き、紐で手足を縛られ動けなくなった老人がイメージされます。その想像の中では、じたばた動き回ろうとする老人がベッドに縛り付けられ、彼らが大声を上げてもほったらかしにされており、うるさかったり病衣やシーツを汚したら介護者からつねられたり、叩かれたり…。と一種の虐待までが繰り返されている。ついでに病室も暗く、ジメーッとした感じで、老人はおむつも替えてもらえず、汚く、くさかったりする。かわいそうなおじいちゃん、おばあちゃん。想像してみただけでも怖い、怖い。

さて、ここで問題です。次に挙げたもののうち身体抑制にあたるものはいくつあるでしょうか？

・徘徊しないように、車椅子やいす、ベッドに身体や手足をひも等で縛る。
・転落しないように、ベッドに体や手足をひも等で縛る。
・自分で降りられないように、ベッドを柵で完全に囲む。
・点滴・経管栄養等のチューブを抜かないように、手足をひも等で縛る。
・点滴・経管栄養等のチューブを抜かないように、または皮膚を掻きむしらないように、手指の動きを制限するミトン型の手袋等をつける。
・車椅子やいすからずり落ちたり、立ち上がったりしないように、Y字型拘束帯や腰ベルト、車椅子テーブルをつける。
・体上がる能力のある人の立ち上がりを妨げるような椅子をつける。
・脱衣やオムツはずしを制限するために介護衣（つなぎ服）を着せる。
・他人の迷惑行為を防ぐために、ベッドなどに体や手足をひもで縛る。
・行動を落ち着かせるために、向精神薬を過剰に服用させる。
・自分の意志で開けることのできない部屋に隔離する。

正解は十一個。すべてが抑制にあたります。

昔、京都で檻ベッド老人病院を見た、という話をしました。ベッド柵にもいろいろあるので

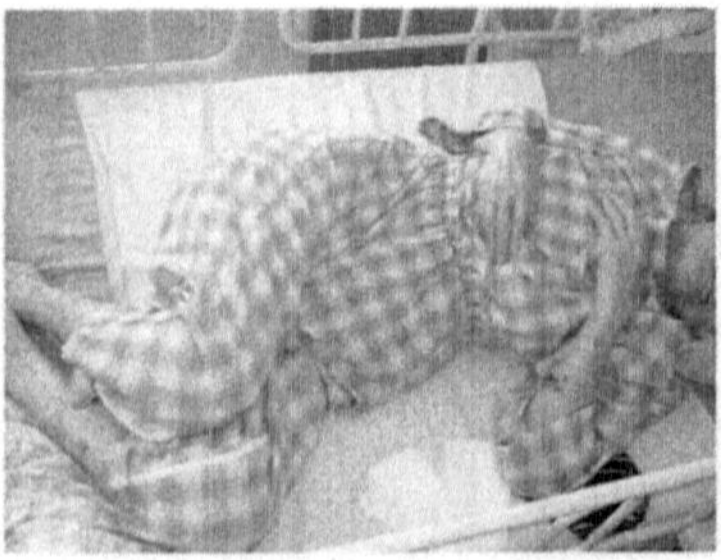

つなぎ服：オムツいじりなどの不潔行為、点滴などのラインを抜く行為を防止するためにつなぎ服を着せることも明らかな拘束となります。

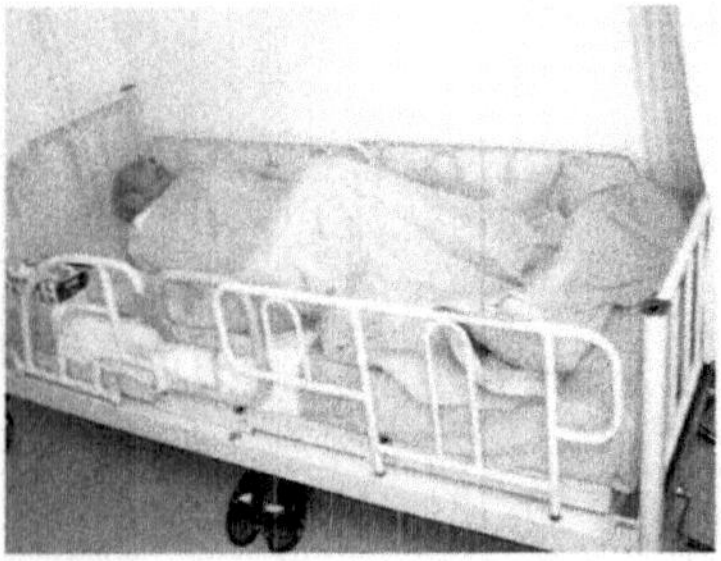

４本柵：ベッド柵を４本使用して、患者さんがベッドから下りられないような環境は明らかな拘束になります.

しょうが、一見、転落予防として患者さんを守っているようにも思われるベッド柵、これも抑制になります。夜間興奮した患者さんに投与した鎮静剤。おむついじりが激しく、壁に自分のうんちを投げつけるおじいちゃんに着ていただいた、つなぎ服。寝たきりではかわいそうだと、車椅子に乗っていただいたところ、身体がずれ落ちそうで不安定なので取り付けた車椅子テーブル。

抑制は確かに行われていますが、実際は皆さんが想像するほど、ひどくはありません。抑制は介護者の利益のために行われるのではなく、患者さんの健康を守るため、事故を防止するためにやむ終えない状況でなされているのです。もちろん、虐待まがいのことも決してしておりませんので安心してください。あくまでも広く一般にある抑制というイメージが怖いだけなのです。確かに抑制帯という紐を用いて、手なり足なりを縛らせていただくこともありますが、これは適応を十分に考えた上、必要最小限の時間だけにしておりますし、その縛り方にも患者さんの苦痛が少ないように工夫があります。

抑制をされている患者さんの中には縄抜けの得意な方もいらして、時々、両手の抑制帯を抜け出し、呼吸の維持に必要な気管内チューブを引き抜いてみせ、こちらが大慌てになることもないわけではありません。そんな時の患者さんは呼吸は苦しくとも、何となく、してやったり！の表情をしているような気がします。やはり誰しも、どんな状況であれ、抑制から逃げ出したいという想いに違いはないようです。もちろん、すべての抑制が不要となれば、介護者にとっても患者さんにとっても、これ以上の喜びはありません。

どうも内科医というのは外科医に比べて物品の名前が覚えられないような気がしますが、どうでしょう？　私が特別に不得手なのかもしれませんが、処置をするにも「あれをとって、その先の尖ったやつ。いや、その丸いのがいい。そのなんとかテープを使おう」といった調子で、優秀な看護師さんのサポートが必須なわけです。

しかし、そんな私が一目で覚えてしまったのがこの「エリザベス」。

なんとも優雅なこの名前は、そのフランス人形を呼び起こす愛らしい姿を表現するのにぴったりだと思いませんか？　エリザベスを装着した患者さんもまた愛らしく私は大好きなのですが、なんと、これも忌まわしい抑制の一つです。エリザベスを装着することで、手指の動きを制限し、皮膚をかきむしったり、何でもかんでも口の中に入れてしまおうとするその行為を防止します。しなくて済めばそれに越したことはありませんが、抑制の中にも愛情が詰まっているのです。少しは抑制のイメージもよくなったかな？

3　DV

ＤＶ…Domestic Violence（家庭内暴力）。

最近、マスコミでこの言葉を良く耳にするようになりました。父親が幼子に暴力を加え続け、死なせてしまったとか、長期間食事をさせずに意識不明に陥ったとか、連日と言っていいほどの報道に、「一体、この国はどうなってしまったのだ！」といった悲しみや怒りの感情を抱いてしまいます。

こんな悲しい出来事は都会の片隅で起こっているように思っていましたが、こんな小さな、そしてのどかな田舎町にもＤＶは存在します。ある日、ケアマネージャーが私に電話をしてきました。

「先生、至急診ていただきたい人がいますのですぐに病院に連れて行きます」

彼女はＴさん宅を訪問したとき、Ｔさんの身体がアザだらけになっているのを見つけ、連絡してきました。三十分ほどして、彼女はＴさんを抱えるようにして、外来にやってきました。Ｔさんは七十二歳で半年前、脳梗塞で右半身麻痺になってしまいました。診ると、身体中アザだらけです。アザの色も新旧さまざまで一回や二回の打撲ではありません。出血している箇所はありませんでしたが、左上腕の赤く腫れ上がっており、数時間前の打撲と考えられました。レントゲン検査では幸い骨折もなく、湿布程度の手当で事なきを得ました。

「Tさん、一体どうしたのです？」

「先生、また転んじゃいました。私は右が動かないのですぐに転んでしまったり、物にぶつかったりしてアザだらけになってしまうのです」

ケアマネージャーが横で「違う！　違う！」と顔でサインを私に送ります。

「そう、それはいけませんねえ。もっと気をつけないとね」

あくまで、転倒による打撲だと、私が信じているように振る舞います。

「Tさん、少し隣の部屋のベッドで横になって休んでいましょうよ」

「はい。ありがとうございます。娘がもう少ししたら帰ってくるのでそれまでには家に帰れますよね？」

「多分ね」

ケアマネージャーが話してくれたのは次のようでした。

Tさんは半年前に脳梗塞で入院、回復期リハビリを経て、三カ月前に自宅へ帰ってきました。彼女には三人の娘がいましたが三女が家を継ぎ、ご主人とその子供とTさんで暮らしています。Tさんのご主人はやはり脳梗塞で、数年来、その後遺症のため車椅子生活で、今は当院でリハビリのため入院中です。娘さん夫婦は共働きのため、日中は家で独りっきりの生活でした。Tさんは人の支えがあればなんとか

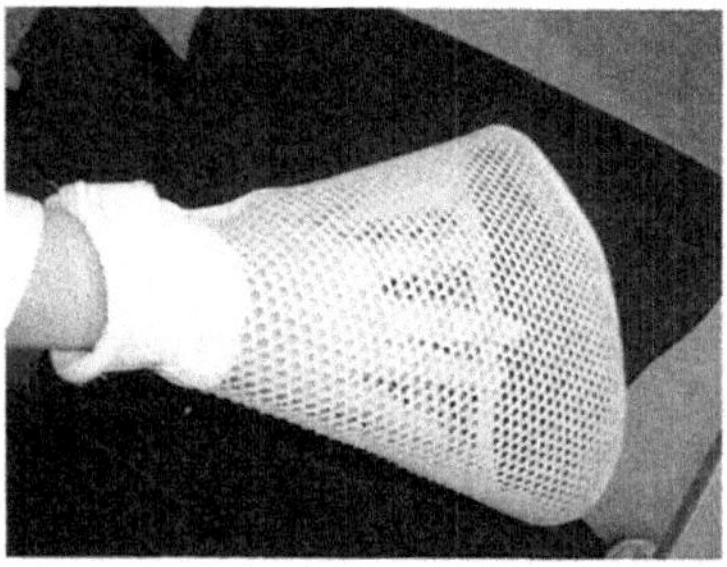

通称エリザベス：なんと優雅な呼び方でしょう。でも、やっていることは拘束です。

歩けるのですが、一人では歩けません。脳梗塞になるまでは本当に元気で、家事は全て彼女がしており、家族から頼りにされている存在でした。また、三人の娘を育て上げたことに対して、娘たちからも「しっかり者のお母さん」というイメージを持たれていました。

それが脳梗塞を患ってからはすっかり気持ちが沈んでしまい、以前のような強い母ではなくなってしまいました。それからというものは毎日のように娘が箒《はたき》や棒でTさんの身体を叩いていたようです。そうこうしているうちに、同居している三女が息を切らせて診察室に飛び込んできました。

「母は大丈夫でしょうか？」

「大丈夫だよ、〇〇ちゃん、ちょっと転んだだけだからね」

こんな会話を聴いていると本当に転倒して打撲を負って、娘が心配している、といった風景です。

「家の中で歩く時は私が横に寄り添ってリハビリを兼ねて歩かせていました。私が仕事に出ている時に一人で歩いて転んだのでしょうね」

と、三女の説明。

「先生、もういいようですから、母を連れて帰ります」

「まあ、もう少し様子を見ましょう。娘さんは外で待っていてくださいますか？」

と言って、娘さんには診察室から出ていただきました。

部屋にはTさんとケアマネージャー、外来看護師が残りました。

「Tさん、今日は念のために病院に泊まりますか?」

「えっ、入院ですか?」

そこでケアマネージャーが、

「Tさん、本当は転んだんじゃなくて、娘さんにぶたれたのでしょ?」

「いいえ、転んだんです。あの子はそんな子じゃありません」

「でも、私見ましたよ。本当はぶたれたのでしょ?」

こんな押し問答があって、ようやくTさんはぶたれたことを認めました。

このまま帰ってしまったら、また今夜にでもDVが起こりそうなので、緊急避難の意味で入院する事になりました。一週間もすると体のあざはかなり消えてきました。でも、Tさんの問題は解決されたわけではありません。そこで、娘さんに来てもらい話し合いが持たれました。今まで、娘さんに対してはDVが行われている事に、こちらは気づいていないふりをしていましたが、もっと本音で話しあう時期に来ていると考えました。

娘さんは、最初はDVを否定されておられましたが、医学的な所見やケアマネージャーの見た事などの事実を説明するうちに、涙を流しながら認めました。別に刑事が取り調べをしているのではないのですが、それに似た状況が生まれてきました。ただ、私たちがTさんのことを真剣に考えている事が相手に伝わったので、彼女も本当の事を話す勇気が持てたのだと思います。

彼女にとって、母親は強く、たくましく尊敬できる人でした。それが右半身麻痺になってからというものは、弱くて脆い人に変わってしまったのです。それが娘さんには認める事ができず、いつも心の中で、「こんなんじゃない！　こんな弱い母ではない！　歩く事もできないなんて考えられない！」と叫んでいたのです。家の中で、一緒に歩いてみました。母はとても弱々しく、娘に身体を預けてきます。少し、一人で歩かせようと、母から離れてみると、その直後に倒れてしまいました。このようなことを繰り返しているうち、最後には、

「お母さん！　もっとしっかりしてよ！」

と言いながら、母親を叩きつけていました。そうすることが自分自身を納得させる方法だったのでしょうか？

よくマスコミなどでＤＶの事件を見聞きしたとき、「それは親の愛情が足らないからだ」とか、「親子関係の崩壊だ」などといいますが、本当にそうなのだろうかと思ってしまいます。親子関係が希薄でなければＤＶは起こらないのでしょうか？　Ｔさんの場合は、親子関係はとても希薄とはいえません。むしろ母親への熱い思いがこのような結果を招いたのでしょう。母親への愛情が間違った方向へ暴走してしまったのです。その後も娘さんと話し合いを進めていきました。その結果、一時的ではありますが特別養護老人ホームに入所していただき、娘さんの精神的な回復を待つ事になりました。

愛あればこそのＤＶ。

娘さんのとった行動（ＤＶ）を家族はどうして咎めなかったのでしょう？　隣近所はなぜ無関心でいられたのでしょう？　いろいろな問題点が浮き上がってきます。他人は他人、他人事に首を突っ込めばプライバシーの侵害になる。家族の中でもイザコザはごめんだ。沈黙は金、見

て見ぬふりのおつきあい。最近の日本人って余裕がなくなってきたのでしょうか? 悲しいけれど、これが現実です。

このような話は世間ではいくらでも転がっているのでしょう。Tさんの場合は偶然うまく対処できた例だとは思いますが、うまくいかなければ、もっともっと悲惨な結末を迎えなければいけないことになってしまいます。

4 こもこも

病棟には面白いおばあさんが入院しています。「おばあさん」という表現は、名前を呼ばずにただ「おばあさん」と言うと、当院の接遇委員会からバッシングを受けてしまいますが。

このおばあさん、脳梗塞を患った後、失語症になって当院に転院になりました。いつも、にこにこしていてとても感じのいい方ですが、残念なことに話せないのです。いいえ、ただ一つだけ話せる言葉があります。それが「こもこも」です。

何を訊いても「こもこも」です。

「〇〇さん、こんにちは!」

「こもこも」

「お元気ですか?」

「こもこも」

「お名前を教えてください」

「こもこも」

「今、何をしてるんですか?」

「こもこも」

「それでは私の言うとおりに話してください。いいですか?」

「こもこも」

「わたし」

「こもこも」

「あなた」

「こもこも」

これは失語症の中の再帰性発話と呼ばれるもので決して稀なことではありません。本人も「こもこも」しか言えないのがわかっているので、なんとか他の言葉を言おうとがんばってくれます。でも、口から出る言葉はいつも「こもこも」。

それでも、少し話していると「こもこも」にもいろんな違いがあるのに気づきます。イエスのときの「こもこも」とノーのときの「こもこも」は明らかに違いがあるのです。表情も違えば、「こもこも」の抑揚も異なります。慣れてくると、結構、会話が成り立つのです。全く言葉の通じない外国人相手でもボディ・ランゲージで会話が成り立つのと同じ理由です。少なくとも喜怒哀楽、同意、不同意はわかるようになります。

こんな時、言葉を話せる私の方が相手を思いやって、気を配って話をしているつもりなのですが、「このおばあさんの方が私に気を使ってくれているな」と感じることがあります。「本当はそうじゃないのだけど、まあいいか。はい、と言っておこう」と気を遣って、「こもこも」知らないうちに、私まで「こもこも」おばあさんも（気を遣ってくれて）「こもこも」「こもこも」「こもこも」が飛び交い、その病室がとても明るくなりました。

5　育婆・育爺

私たちの病院は、松江市の隣、鹿島町にあります（平成十七年三月三十一日に合併され、現在は松江市）。この町は原子力発電所がある町で有名ですが、元々、日本海に面した漁港を中心に発展してきました。全国的な傾向ですが、この町も高齢化、少子化が進み、高齢者の日中独居、老人が老人を介護する老老介護など多くの問題を抱えています。原発があるためか、町は経済的にはかなり潤っており、高齢者にとっても生活していきやすい施策が次々と実行されています。それによって鹿島町の住民は高齢になっても、みんな幸せな生活を送っておられます、なんてことはとても言えたものではありません。

その漁港から少し離れた海岸の近くにHさんが住んでいます。Hさんの家族は夫とHさんの実のお母さんの三人です。お母さんは八十代半ばで多発生脳梗塞のため、ほぼ失語状態で身体の機能もかなり低下しており、何をするにも全てに介助が必要です。要介護度は5で最も介護が必要とされるランクです。

ここまでなら一般家庭でもよく見られる要介護者を抱える家庭なのですが、特筆されるのはHさんのその介護力の高さです。その証拠に、ときに家庭の都合で二、三日当院にショートステイといって短期間の入院をされることがあります。別に病状が悪くなって入院されるのではなく、ご家族の都合（例えば旅行や介護疲れ）で介護ができない時に入院されるのです。この制度は介護保険で認められており、多くの方が利用されています。問題はショートステイを利用されると、必ずと言っていいほどお母さんの具合が悪くなります。熱を出されたり、機嫌が悪くなったり、反応が低下したりするのです。最初は単なる偶然と思っていましたが、偶然が何度も続いてくると必然になってきます。

いつの頃からか私がお母さんの担当になり、定期的に往診をするようになりました。そこでその必然性の原因が分かったのです。それが介護力の高さだったのです。Hさんは別に医療の仕事に携わって来られたことも無く、学校で看護、介護を学ばれたわけでもありません。ただ、一生懸命、長年お母さんの介護をされてきたのです。その経験の中で「母にとって最も良い介護とは何か？」を身につけられたのです。家庭でHさんの介護の様子を観させていただくとき、私はいつもポカーンとした表情で見ている自分に気づきます。「ああそうか。こうやればいいんだ！」「この表情はイヤだと言ってるんだ。この視線は次はスープが飲みたい、と言ってるんだ」といった具合です。絶えず、お母さんに話しかけ、表情を見ながら意思を感じ取ろうとする努力の積み重ねがすばらしい介護を生み出しているのです。

帰りの車の中で、ケアマネージャーの大月さんが、

「ねえ、先生！　すごいでしょ！　あれだけの介護をしてもらったらお母さんも幸せですね。病院や施設では決してできることではないですよ。まるで育児でしょう？　私も二人の子供を育てたのでよく分かります。あれは育児と全く同じです。みんながあのように介護をすることができたら、日本のお年寄りはもっともっと幸せになるのに。でも私の仕事がなくなっちゃいますけどね」

親父ギャグを最も得意とする私は、「ほんとにその通りです。おじいさんを介護してたら文字通り、育爺だったのにね。残念ながら育婆になっちゃいました」あまりウケませんでした。

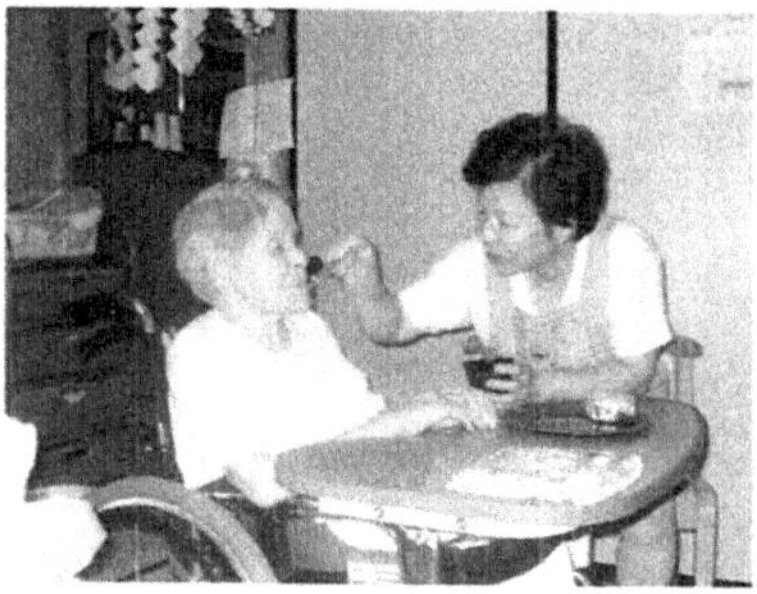
自宅で介護療養を続ける浜崎さん親子。私たちの目指す在宅介護の手本となっています。

介護を育児と同じように行うこと、それはとても難しいことです。育児の先には子供の成長、未来があります。母親が子供を抱きしめることによって情操教育がなされ、心豊に成長していくことが期待できる反面、育爺・育婆の先には、さらなる老化、死が待っています。そのために育児にかけるほどの愛情を注ぎにくくなっているのでしょうか？

当院の訪問介護士の井口所長が、

「先生、私が利用者さんのお宅を訪問していて、利用者さんと仲良くなる方法を教えてあげましょう。二人だけでお風呂に入って家に人がいないところで抱きしめてあげるんです。お年寄

りでもとても歓ばれます。ただ、相手が男性の時はいくらお年寄りでもちょっとねえ」と言っている話を聞き、さすがにプロだと思いました。私は医者になってこの方、誰もいないところで患者さんを抱きしめたことなど一度もないなあ。

ただ、Hさんは溢れるほどの愛を持ってお母さんを介護しています。もちろん、「この先どうなるのだろう？　私の人生は介護だけ？」といった疑問、心の葛藤は何度もあったでしょう。先天性の障害を持って生まれた子供の母親は人並みの成長は望めないものの、その子なりの成長を願い、育児を継続します。それと同じように、お母さんの病状は今後どんどん良くなることは期待できないけれど、今もほとんど喋れないけど、私が介護を続けることが一番良いことなんだ、と思っておられるのでしょう。

介護の結末はその多くが悲しい結末を迎えます。ただ、悲しい結末が待っているからといって、その過程までが悲しく辛いものとは限りません。そんなことをいってたら人生全てを否定しなければならなくなってしまいます。楽しいとは言えないまでも「充実感」や「達成感」をその過程において体験することができるのでしょう。専門の教育を受けた保育士や長い経験を積んだ保育士の育児が母親の育児に勝るとは誰も考えません。同じように専門教育を受けた介護士の介護が、家族の介護をその質において上回ることはあり得ないのです。それでも巷では、「やはり専門の介護士さんのいる施設や病院でないと。わたしたちは介護についてなんの知識も経験もありませんので、よろしくお願いします」というお話は毎日のように聞こえてきます。

育婆・育爺イコール育児とは言えません。また、そうなることを期待するものでもありません。子供を育てるような深い愛情を持って介護が行われたら、どんな社会になるのだろう？空想してみると少し楽しくなってきます。

6　食への憧れ

パーキンソン病ってご存知ですか？　映画「バック・トゥ・ザ・フューチャー」のマイケル・ジェイ・フォックスやプロボクサーのモハメッド・アリ、ローマ法王ヨハネ・パウロ二世など有名人も多いので病名だけは聞かれた方も多いと思います。神経難病のひとつで手足がこわばったり（固縮）、動作が鈍くなったり（無動）、手が震えたり（振戦）します。最終的には身体も心も動きが弱くなり、寝たきり状態になってしまう原因不明の病気です。

私たちの病院に、六十一歳のパーキンソン病の男性Wさんが入院してきました。病状は非常に進行しており、歩くことはできません。誤嚥といって食べ物が気管に入ってしまうため、経口摂取は禁止され、胃瘻が造られていました。また、咳をする力も弱く、自力で痰を出せないため、吸引できるように気管に細いチューブが前頸部から留置されています。もう何カ月も口から食事がとれていません。

彼の趣味は読書です。といっても、小説などではありません。料理の本です。料理の本はおいしそうな料理が色鮮やかな写真であふれています。その本を一日中、眺めているのです。作業療法と言って、何らかの作業を通してＡＤＬ（日常生活動作）を高めるリハビリで、習字をしてもらうと「ステーキ」と書きます。

そんなWさんの病気が進行し、とうとうある日の夜、痰を詰まらせてしまいました。夜間は病棟のスタッフはわずか四名です。Wさんが窒息状態になった事に気づくのに遅れ、発見した時はほぼ心肺停止状態でした。救急蘇生で心拍は回復しましたが、呼吸の方は自分では十分な呼吸ができない状態であったため、人工呼吸器が装着されました。蘇生までの時間が短かったため、脳の損傷(低酸素脳症)もほとんどなく、意識もほぼ今まで程度には回復されました。しかし、呼吸は弱く、人工呼吸器の助けを長期間必要としました。吸引のための細いチューブは抜去され、気管切開が行われました。ただ、新人の理学療法士は、「Wさんは必ず良くなる。その日のために身体が固くなったり、力が弱くなったりしないようにリハビリだけは続けておこう」と考え、時間を見つけてはリハビリを行ってくれました。

私はずっと急性期病院で仕事をしてきたので、このような人工呼吸器のついた患者さんに歩けるようになる日を信じて、リハビリを行うことなんて全く信じられませんでした。自分の家族ならまだしも、といった感じです。その新人理学療法士はそんなことは考えずに、ただひたすらリハビリを行ってくれました。そのような期間が数カ月続きました。Wさんの容態は少しずつですが快方に向かい、とうとう一日のうち数時間なら呼吸器から離れて、自分の呼吸だけでいられるようになりました。

ある日、Wさんの病室から看護師の叫び声が聞こえてきました。みんなが駆けつけてみると、Wさんは胃瘻のチューブをはずし、その注入食をストローで吸うように食べているのです。注入食というのは身体に必要な栄養分が過不足ないように、バランス良く作られているものですが、とても健常人には食べられるものではありません。それを本当においしそうに吸っているのです。胃瘻が作られて一年以上、Wさんは全く口から食べ物を摂らせてもらえず、ただただ料理の本にあるおいしそうな料理を見続けてきたのでした。それに驚くべき事は、Wさんは長期間、人工呼吸器の管理下にありながら、筋力の低下はほとんどなく、最初から呼吸器をつけたままで、立ち上がったり、少しの距離ではありますが歩く事ができたのです。これは新人理学療法士があきらめずにリハビリを続けてくれたおかげです。さらに、リハビリの効果は筋力の低下を防止した事だけでなく、Wさんの食に対する希望をも低下させなかった事にあると思います。

現在、日中はずっと呼吸器から離れていられるまでに回復しましたが胃瘻からの注入食は続いています。そして時々、胃瘻のチューブを引っこ抜いて注入食を吸っていますが、彼の体力的、精神的回復はこれからも続くでしょう。そして、うれしいことに今も、習字の文字は「ステーキ」。

7　温泉──入浴の心──

お風呂の介助、私は好きですよ。私は人工呼吸の補助をしているだけで、介護士さんたちと違って実際に患者さんを洗ってさしあげたりするわけじゃないのだけど、お風呂に入って気持ち良さそうにしている患者さんをみているのが好きです。私は無類の風呂好きで、お風呂に本やテレビ、ドリンクなどを持ち込んで一時間以上の長風呂をよくします。私に限らず、日本人は温泉、風呂好きな人が多いですよね。いやだいやだ、と大騒ぎをしながら風呂につれてこられても、実際に入ってしまうと上機嫌になる患者さんもいらっしゃいます。風呂は滑ったり、何かと事故の多い場所ですから、介助する側は気を引き締めていなければなりませんが、やはり、はんなり、ゆったりとした心地よさを患者さんに提供してあげられる数少ない場所の一つです。

お風呂のことを語るには避けて通れない、思い出の患者さんがいます。彼は脊髄損傷で半身不随となった方で、肝硬変の合併もみられました。脊髄損傷というのも非常に残酷な病気です。ある事故を境に、自分の意志でまったく身体が動かせなくなるのです。脳卒中での寝たきりと違って意識はしっかりしているわけですから、事故そのものあるいはその結果である今の自分の状況に対するやるせなさ、周囲への不満等々、悶々とした感情が溢れ出してきてイライラ、時に爆発！　反対に気分の良いときはお話も弾みます。だけど大抵は私たちスタッフに対するお小言ですが……

「お前たちはコールで呼んでもすぐに来ん！」

「私の食事制限はいったい、いつまで続くんだ！　主治医を呼んできて説明させろ！」

「いつになったら、退院できるんだ！」

でも、強い口調で怒った後は、すこし悪そうな、寂しそうな表情をみせたり、時には小さな声で「ありがとうな……」などと言ってくれるので、そこがまた、いとしくなったりもするのです。この方は残念ながら、回復の見込みもなく、ご家族の状況から退院も困難な方でした。奥様は片道二時間の道のりを、まるでご主人のお小言を聞くためだけのようにも見えるのですが、やってきます。

「わがままな人ですから、皆さんにはご迷惑をおかけしますね。病気になる前から一度言いだしたことはその通りにしないと気の済まない人で……」

そう言いながら、彼の身の回りの世話をしています。奥様が来ない日は彼の機嫌も悪くなり、早く妻を呼べと周囲にあたることもあります。お二人にはお二人にしかわからない夫婦の歴史と愛情があるのでしょう。

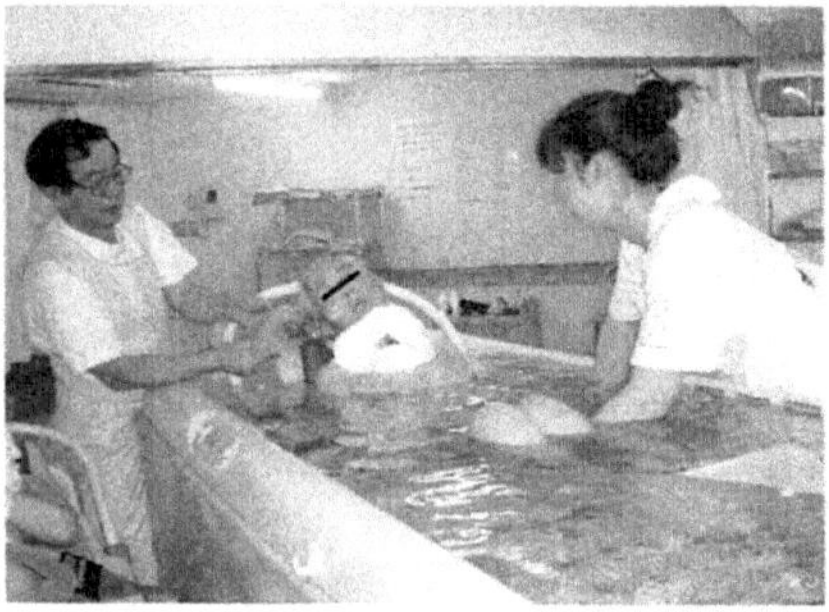

風呂：人工呼吸器を付けている患者さんも毎週必ずお風呂には入っています。

ある時、彼の親戚で不幸があって、彼はどうしても線香をあげなくてはならない、と外出を希望されました。ご家族との調整を取り、看護師と介護士のつきそいのもと、半日をかけての外出が予定されました。後から同行したスタッフにこのときの状況を聞かせてもらうと、それはそれは立派な家長としての役目を理路整然とした口調できちんとこなされたようです。これもまた、病院内だけでは知ることのなかった彼の一面です。この時に、本当は地元の温泉にでも入りたかったのでしょう。ただ、奥様の問い合わせた限りでは、介助浴に対応ができないとのことであきらめて帰ってこられました。

外出から戻ってこられた彼の訴えは、自分を温泉に連れて行けというものでした。

「お風呂には、病院でも入れるじゃない」

決して充分とは言えないかもしれませんが、特殊入浴、いわゆる全介助の入浴を週二回、六十人の患者さんに行うということは、かなりの重労働です。病棟業務の中心は入浴にあると言っても、過言ではありません。私たちとしてはかなりがんばっている部分ではあるのですが、彼には理解してもらえません。

「病院の風呂は駄目だ。だいたい寝たまま入るなんてことは駄目だ！」

なるほど。特殊入浴では、重度意識障害の患者さん、人工呼吸器装着の患者さんでも入浴できるように、いわゆるお風呂用のストレッチャーに乗ったまま、全身を洗い、それをスライドさせて湯船につかります。転倒、転落防止のシートベルトも着いています。背中の部分は角度をつけることができますので、ちょうどベッドでギャッジアップするような格好での入浴になるのです。

彼にしてみれば、無理矢理体を洗われて、無理矢理湯船に浸けられているだけであって、自分がイメージするところの温泉にはほど遠い入浴なわけです。言われてみれば、その光景はファーストフードで揚げられているポテトのようにも思えなくはありません。いざ自分がその特殊入浴を受けてみるとなると、安全のためとはいえ、一度に二、三人の手で洗われる恥ずかしさもありますし、石けんでつるつるすべる体、いつ落ちるかもしれないとの不安もあって、あのストレッチャーに乗ることは、手術台の上にいるようで怖い気がするかもしれません。

「そうですね。では、私たちでついて行ってあげられる温泉を探しましょう」

私たちの病院から十分ほど行ったところに、最近、町営の多久の湯という温泉ができました。ここには個室の貸し切り温泉があるのです。岩風呂でお庭も付いていて、入浴しながら外の景色を楽しむこともできます。ここであれば、彼の満足できる温泉のイメージのはずです。スタッフが四、五人ついて行けば、両脇から彼を抱えて入浴できるのでは？　そうだ、彼の奥様にも同行していただこう！　それでは温泉の方に、こういった利用客の受け入れができるのか、問い合わせをしてみよう…、と準備を進めている中、彼の病状が悪化し、温泉に行ける状態ではなくなってしまいました。

結局、彼は回復することなく、亡くなられてしまいました。温泉の夢はかなうことがなかったのです。

彼の希望をかなえることはできませんでしたが、彼の発言は私たちへの大きな教訓として残っています。単にマニュアルにそって、流れ作業の入浴サービスをしてはいけない。安全が一番に優先されるべきことであるし、経済的な面からもハード面での改善をすぐに行うのは難しいものの、入浴の心のサービスを忘れないこと。決してポテトのように患者さんを扱うことのないように、声かけを忘れないこと。胸や下半身をそっとタオルで覆って差し上げる心配り。つるつるすべる身体をきちんと安定させること。「いーい湯だな、極楽極楽」どんな状況であれ、やっぱり、湯船に使った瞬間、日本人ならこうつぶやきたいものですよ。

8　遠足の想い出

私は鹿島病院入院中の患者さんや通所リハビリテーションの利用者様と時々遠足に出かけます。各施設や病棟ごとに年二～三回、そういったレクレーションを看護師や介護職のスタッフが中心となり企画をたててくれるのですが、これが非常に楽しみです。病院や施設にいる時だけでは見られない、ご本人の素顔が垣間みられる貴重な機会でもあります。

通所リハビリテーションの利用者様は、在宅療養が可能な状態の安定した比較的元気な方が多いですから、バスをチャーターし、丸一日のお出掛けになります。利用者様は杖や手押し車、車椅子を利用しての比較的ゆったりとした移動です。最近では出雲市の花とみどりの公園、出雲ドーム、大社町の島根ワイナリー、境港市の夢みなとタワーなど近隣のいわゆる観光地へ出かけました。出かけた先で行楽弁当を食べ、周囲を散策し、記念撮影。それから皆様のお買い物がはじまります。

これがまた、本当にすごいんです！　同居の家族にはもちろん、休みになると顔を見せる孫へ、何かと世話になる嫁へ、ご近所の方々へと、ワイナリーでワインを三本、干しぶどうを十袋も買う人、みなとタワー隣接のお魚センターでクーラーボックスいっぱいの魚を買う人、お菓子の箱を五箱抱えながら、さらに物色を続ける人などなど。海や山や花を眺めることでの喜びももちろんあるのですが、やはりそれだけでは満足できないようです。

「やっぱり、買い物せんとつまらんわ」

皆が大きな袋を抱えて口々に言います。

お年寄りは皆本当にお買い物が好きなようです。決して自分のものを買うわけではなく、誰かのための買い物が本当に好きなのですね。一方、入院中の患者さんの遠足は病状からいって、あまり遠くにはいけませんし、普段の病棟業務の合間を利用し、少人数ずつ短時間でのお出掛けです。よく行くのが病院から十分ほどで行ける深田公園です。桜、ツツジなど季節の花が咲き、高台にあるので日本海を見下ろすことができます。野球場やゲートボール場、テニスコートもあります。残念ながら、患者さんがそこでゲートボールを楽しめる状況にはありませんが、地元の元気な高齢者はいつもそこでプレーを楽しんでいるようです。

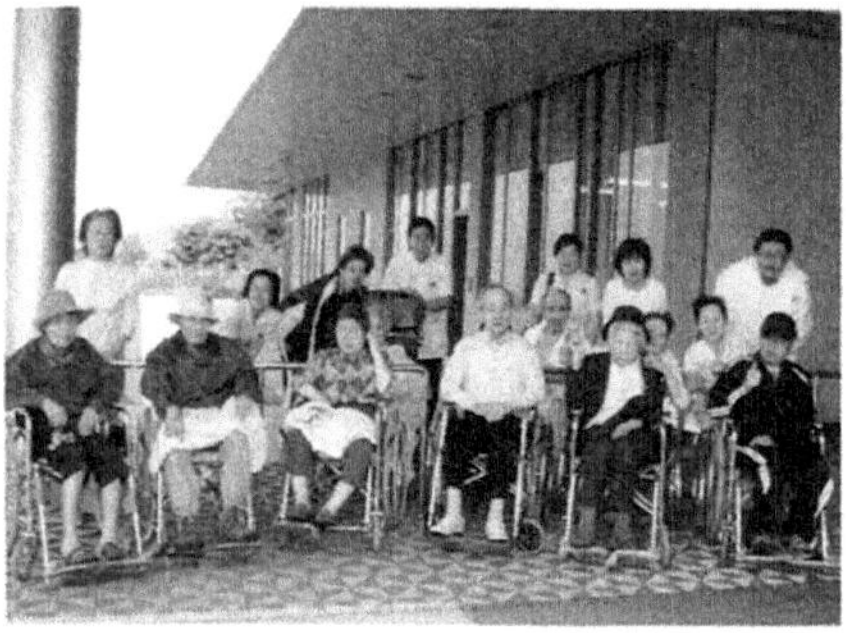

遠足：外出時は患者さんの表情も一層ほころびます。

患者さんの多くがいわゆる〝寝たきり〟に近い状態ですから、車椅子、しかもリクライニング車椅子を利用しての移動になります。でも、病院から滅多に外に出ることのない患者さんは、車に乗るということだけでも喜んでくださいます。出かける前にはスタッフにお化粧をしてもらい、帽子をかぶり、よそゆきに着替え、皆さん普段とは見違えるほど美男美女に変身します。出かけ先でお茶とおやつをいただき、記念撮影をして帰ります。

この病棟遠足では何組かご家族が一緒に参加していただ

けることがあります。ご家族も、自分たちだけで連れて出かけることに不安があるものの、病院に閉じ込めておくだけではかわいそうだと、こういった機会をとても大事に思っていてくださり、時には涙を流して喜んでくださる方もいます。

ある時、近くの神社でお祭りがあり、はりきって病棟遠足で出かけました。普段は軟飯ブレンダー食、あるいは胃瘻からの注入栄養を行っている患者さんが大判焼きをどうしても買うんだ！　と言いだしてきかないのです。どうしたことだろう、と不思議に思っていると、その患者さんが帰りの車の中で、自分の車椅子を押してくれていたスタッフに、あんたにこれをやる！　とその包みをさしだすではありませんか。そうです。この患者さんもまた、いつもお世話になっているスタッフに対し何か贈り物がしたかったのでしょう。いわゆる〝お心付け〟というよりも、端から見るその光景は、孫にお菓子を買い与えるおばあちゃま、そのものでした。

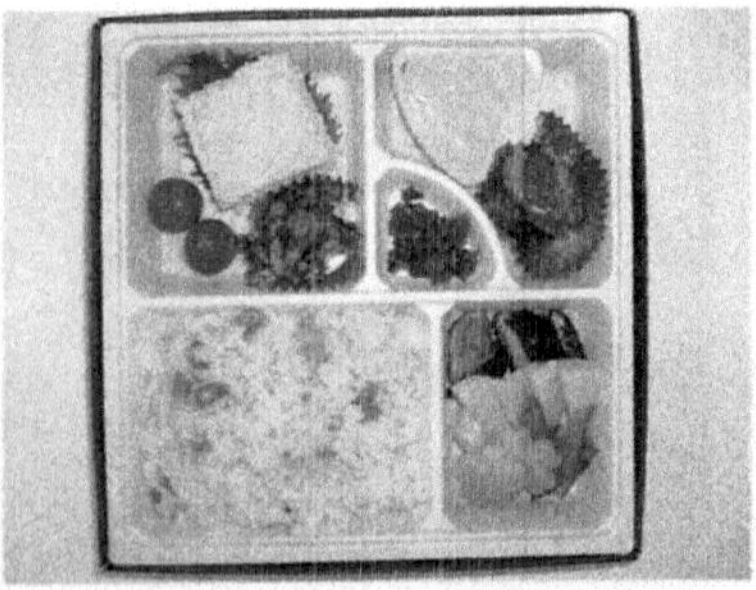

行楽弁当：遠足の時は、栄養科の意気込みも一段と高まります。

療養型病棟での長期入院の患者さんと医療従事者は一種、家族のような身近な存在に近づくこともあります。決して家族に変わることはできないのですが……。もちろん、われわれスタッフはその関係に甘えることなく、節度あるプロとしての自覚を持った仕事をしなければなりませんが、時にはこうして、その方の孫になりきって一緒に大判焼きを食べることがあっても許されるような気がします。

第五章　病院を変える力

小鯖先生

もし、鹿島病院で働くことがなければ、私たちが出会うことのなかった人たちが患者さん、スタッフを問わず、たくさんいましたよね。

もし、鹿島病院で働くことがなければ、決して見えてこなかった医療がここにはありましたよね。

何をするにしても、やはりそこでの人間関係が物事の六〇％を方向付けているような気がします。病院内外でのさまざまなスタッフとの出会いが、この病院の方向を少しづつ変えてきている、そんな気がしませんか？　歴史をふりかえってみても、人と人との出会いが思わぬ時代の変換を迎えてきたように。

鹿島病院でも素敵な仲間がどんどん増えていくといいですよね。

森脇　里香

森脇先生

先生の六〇％の話、おもしろいですね。五〇％でないところがミソなんでしょうか。すなわち、私たちの仕事は、半分以上が「人の輪」や「和」にかかっているって事ですね。

最新の医学や医療機器では、治療できないところっていっぱいあります。どんな検査や治療をしても全く改善しない腹痛が、妻の暖かい手がおなかに当てられるだけで良くなる事って、しばしば経験することです。

患者さんが一番欲しいものは、高価な薬や医療技術ではなく、人のぬくもりであったりします。ぬくもりだけでは病院は成り立ちませんが、忘れてはいけない事です。

いろんな職種の人たちが相手の仕事を理解・尊重していくところから始めましょう！

小鯖　覚

病院には多くの職種のスタッフが集まっています。そして、そのほとんどがいわゆる有資格者です。医師、検査技師、看護師、介護福祉士、薬剤師、放射線技師、社会福祉士、栄養士などで、専門職と言われています。専門職というのは言い換えれば、職人で、「包丁一本さらしに巻いて」の心意気を持っているのです。

医療職は人の出入りが激しい職場です。資格を取得してから、定年まで同じ職場に働き続ける人は一割もいないでしょう。これは一般の企業ではとても考えられない現象でしょう。医療の人間が「忍耐に欠ける」とか、「尻が軽い」というのではありません。職人だからです。職人は、まず修行をして、一人前になると自分に適した職場を追い求めます。別に職場を変わっても、ほとんどデメリットを感じないのです。

社会常識からすると、転々と職を変える人に対してあまり高い評価は与えられません。あえて医療の職人たちの肩を持つならば、いつも充実した仕事をしたいと願っているのです。これはプロ野球選手やサッカー選手などでも同じことがいえるでしょう。医療に終身雇用という言葉は存在しないのです。

医療の職人たちの欠点は、協調性に欠けるところにあります。医療社会でよく言われることは、「チームワークを大切に！」という言葉です。どこに行っても、この言葉の繰り返しです。これだけ繰り返されることは、余程チームワークを大切にしていないかが分かります。当たり前のことが、なかなかできない。まとまればいいのに、まとまらない、いや、まとまれない。指図はするけどされたくない。意見は言うが、他人の意見には従わない。その最たるものが医師です。これは職人の集まりだからです。それぞれが自分の仕事にプライドを持ち、いろいろな方向から患者さんに関わっていくのですから、意見の対立や不平・不満は日常茶飯事です。

でも、みんな良い人たちなんです。自分の仕事をこよなく愛し、誇りを持ち、滅私奉公ではありませんが、自分の時間をすり減らしてでも仕事を続ける、そんな人たちの集まりなのです。

療養型病院のスタッフはこんな仕事をしてるんだ！　こんなことを考えているんだ！　ということがこの章で少しでも理解されればいいな、と思っています。

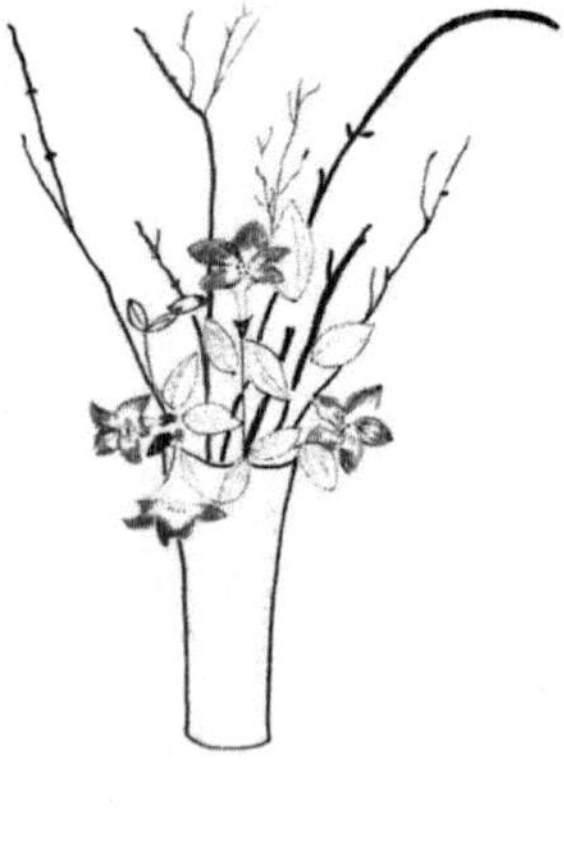

1　ネットワークで支える

何らかの病気を有する高齢者がいたとして、その方を支えるのにいったいどれくらいの人がかかわるのでしょうか？

例えば、高血圧、糖尿病で近所の診療所に通っていた方が脳梗塞を発症したとしましょう。そのおじいさんは診療所で薬の処方を受けていましたが、もともと元気で、もちろん自分で歩いて生活していたはずです。最近、すこし物忘れが気にかかることはありましたが、身の回りのことは自分で出来ていました。一緒に暮らしていた奥様が、おじいさんの具合がおかしいと心配して診療所に電話をかけてきました。この家庭は高齢者二人暮らしで、おばあさん一人ではおじいさんを診療所に連れていくこともできません。

診療所では電話でのお話から脳卒中が強く疑われたので、おばあさんにすぐ救急車を呼ぶように伝え、診療所から急性期病院の救急外来へ急患紹介の連絡を入れておくことにしました。救急車で病院に着いたおじいさんは、救急外来の処置室へ運ばれて行きました。おばあさんは、おろおろしながらおじいさんに付き添っていましたが、受付をして待合室で待つように言われました。おじいさんは点滴をされ、診察をうけ、検査をするためにストレッチャーでＣＴ室へ運ばれて行きました。

しばらくして、先生と看護婦さんがおばあさんのところへやってきました。

「検査の結果、ご主人は脳梗塞のようです。今後は専門の神経内科の先生にお任せしますので、詳しい説明はその先生から受けてください」

それからしばらくして、いくつかの検査の後、おじいさんは入院することになる病棟に連れて行かれました。おばあさんはおじいさんに付き添っていましたが、入れ替わり立ち代わりいろんな看護師さんが出てきて、誰が誰だかよくわかりません。主治医となった神経内科の先生の説明も聞きましたが詳しいことはよくわかりませんでした。大変なことになったと、息子夫婦にも状況を伝え、帰ってきてもらうことにしました。

おじいさんは何日間も点滴治療を続けていました。時々、回診といって大勢の先生たちがどっと押し寄せてくることもありました。皆が口々にいろいろなことを言いますが、おばあさんには理解できません。その中に知っている主治医の顔を見つけ、ほっとするものの、あとは知らない人ばかりです。

しばらくすると、おばあさんもその病棟になれ、親切な看護師さんや師長さんをみつけて、いろいろお話を聞いてもらうことも出来るようになりました。その頃には、おじいさんの病室に出入りする人たちの顔もなんとなくわかるようになりました。おじいさんは、なんとか一命は取り留めたものの、半身麻痺という重度の後遺症を残してしまいました。球麻痺といって、神経障害による嚥下障害、構音障害もみられます。つまり、呂律《ろれつ》が回らず、言葉がはっきりしなかったり、食事がうまく飲み込めず、むせたりしてしまうのです。むせが続くとおじいさんは熱を出します。誤嚥《ごえん》性肺炎といって、食べたものが胃ではなく、肺に入り込んでしまうのが原因だと説明を受けました。

とりあえず、命に別状がないと言うことがわかると、息子は仕事があるからと都会に帰ってしまいました。しばらくは嫁が付き添ってくれましたが、状態が安定してくると、「いつでも必要なときは呼んでください」そう言い残して嫁も帰って行きました。息子夫婦にも都会で彼らの生活があるので、仕方ありません。孫もなにかと難しい年頃で親が目を放すこともできないでしょうし、おばあさんは、自分が一番心細い時に帰ってきてくれた息子夫婦には本当に感謝していました。

主治医の先生は、おじいさんの状態をこと細かく、おばあさんに説明してくださいます。相変わらず、詳しいことはよくわかりませんが、一生懸命おじいさんを診て下くださる先生をおばあさんは信頼していましたので、説明の後はいつもこう返事をしました。

「ありがとうございます。私には専門的なことはわかりませんので先生におまかせするしかありません。おじいさんをどうぞよろしくお願いします」

入院してからひと月近く経ったでしょうか？　主治医から転科の話がありました。

「脳梗塞に対する急性期の治療はほぼ終わりました。これからはリハビリを中心に機能回復、機能維持を目標とした治療が必要です。神経内科からリハビリ科へ変わりましょう」

「リハビリなら今だってしてもらっているし、今の病棟の先生や看護師さんにはとても親切にしていただいて、安心でしたのに、どうしても変わらないといけませんか？」

「その方がご主人の治療にはよいのです。いつまでもここにいても、これ以上の回復は期待できませんよ」

おばあさんは不安な気持ちでしたが、実際にリハビリ病棟に来てみると、今までいた部屋よりもすこし広くて、ベッド周りも動きやすいように工夫がしてあることに気が付きました。例えば、一般病棟では床頭台は必ずベッドの右側と決まっていましたが、ここではその人に合わせて置いてあります。右側が麻痺している場合は左側に、左側が麻痺している場合は右側に、といった具合です。それまではリハビリ室に行かなければリハビリを受けることができませんでしたが、リハビリ病棟では病棟専属のリハビリの先生がいてくださり、普段の起き上がりやちょっとした日常動作のことまで目を配ってくださいます。確かに先生方のおっしゃる通り、この病棟の方がおじいさんには向いている。おばあさんもそんな気がしてきました。

数カ月、リハビリ病棟での訓練が続きました。おじいさんはやはり時々むせることもありますが、きちんとした姿勢を取ってゆっくりと介助をしてあげれば、上手に食事を飲み込むことも出来るようになりました。相変わらず、呂律は回りませんがおじいさんの言いたいことはその表情やタイミングでおばあさんには理解できるようです。介助で車椅子に移り院内の散歩をすることも、二人にとって楽しみの時間となりました。

そろそろ、病院での治療を終え、今後は自宅療養を行うことになりました。もとのように自分で歩いたり、食事をしたり、トイレに行くことはできませんが、奥様の介助と、ヘルパーさんなど、福祉サービスの利用により在宅は可能との判断がなされました。自宅へリハビリ療法士やケアマネージャーが赴き、おじいさんが生活をしやすいように段差をなくそうと玄関にスロープを取り付けるなど、住宅改修も介護保険を使って行うように手配し、車椅子やベッドの貸し出しなど、準備は整いました。今後の診察は、もともとかかりつけであった診療所の先生が往診で対応してくれることに決まっていました。

ところが！　ところが！　です。

しばらくおじいさんの状態も落ち着いていたのに、突然の発熱です。実はここだけの話ですが、こういうことって多いのですよ。後は転院とか退院とか、家族や病院スタッフなど周りの段取りがきちんと整った時に限って状態が急変する高齢患者さん。「お前たちの思うようにはさせーん！」とでも言いたげに。まさにマーフィーの法則の一つと言えましょう。おじいさんもこの法則にのっとって、再び誤嚥性肺炎を繰り返しての発熱です。仕方ありません。今までと同様、誤嚥に注意し、痰の吸引をせっせと行い、抗生剤の点滴で対応して、おじいさんの体調が改善するのを待つしかありません。

特別、変わったことが起きたわけでも、新たな対応をしなければならないわけでもありませんが、おばあさんはとてもショックを受けたようです。こんなおじいさんを自分一人、家で見ることができるだろうか？　急に不安で、おじいさんを介護することが怖くなってしまいました。

「先生、もっと長い間、病院でおじいさんをみてもらえませんか？　私一人ではやはり無理です。こんな風に熱が出たりしたら……心配で、心配で……」

急性期病院でこれ以上長い入院は困難で、リハビリ科の主治医からは療養型病院への転院を勧められました。おばあさんは、今まで入院していたこの病院での入院継続を強く希望していたのですが、それが駄目となると仕方がありません。おじいさんを入院させてくれるなら、どこでもかまわない、仕方ないから先生の言うその病院へ移ることにしました。息子は仕事の都合で帰ってくることは出来ませんでしたが、嫁がおじいさんの転院を手伝いに帰ってきてくれました。転院の話が出てから、実際におじいさんを福祉タクシーで療養型病院へ運ぶまでにはひと月程度かかったでしょうか。

まずは入院中の急性期病院の相談員さんから言われるまま、おばあさんは療養型病院へ入院申し込みに行きました。その際に、その療養型病院の相談員さんからいろいろとその病院について説明を聞くことができました。おばあさんはその療養型病院へ来たのは初めてのことでした。そんな病院があることは何となく前に聞いたことがあるような気もするのですが、実際にどこにあって、その中でどんな治療がなされているのかなど、全く知りませんでした。相談員さんのお話から、この病院に移ってもリハビリを続けてもらえることがわかり少しほっとしました。でも、この病院もおじいさんをずっと見てくれるわけではなさそうです。「在宅への支援」、「通所リハビリ」、「ショートステイ」、いろいろな言葉がでてきましたが、おばあさんはすべて理解できたわけではありません。

「おじいさんのことはお家で介護してあげたいと思っているのです。でも、熱が出て、痰が増えたりすると、私にはどうしようもありません。今すぐ連れて帰るのは無理ですが、もう少しおじいさんのお世話をする自信が持てるようになれば必ず連れて帰りますから、どうぞ、おじいさんを入院させてください」

それからちょっと経った頃、病室のおじいさんを訪ねて療養型病院の相談員さんと看護師さんがおじいさんの入院中の病院にやってきました。病棟の師長さんもつきそって、今のおじいさんの状態を説明してくださいました。こうした調査を実調といって、入院判定会議のための資料に使うということを教えてくださいました。皆はにこやかにおじいさんを囲んであれこれ質問をし、お話をしていたのですが、おばあさんは自分が変なことを言っておじいさんの入院が断られては大変と、内心すこしどぎまぎしてしまいました。

おばあさんや急性期病院にその内容はわかりませんでしたが、数日後、療養型病院では入院判定会議が行われていました。相談員、実調看護師、病棟看護師、医師、事務員、時にはその患者さんのケアマネなどが参加して会議は行われます。そこでは、単にその患者さんを入院させるかどうかを決めるだけではなく、その患者さん、家族にとって、自分たちの病院に来てもらうことが有意義かどうか、と話し合われます。実際に患者さんや家族に会ってしまうと、どうにかしてその人たちの力になってあげたいとの気持ちが強くなります。そんな時に、療養型病院では行える医療に限界がありますから仕方のないことなのですが、自分たちの病院での療養が適切ではないと判定されるケースも出てくるわけです。

例えば、当院では、抗がん剤、透析等特殊な治療が必要な方、頻回の血液製剤の投与を必要とする方、継続的な他科受診を必要とする方、痴呆、精神症状の激しい方、その他当院での受け入れは可能な患者さんであっても、単に患者さんをたらい回しにしようとしているケースや前病院での治療を継続して在宅支援に持って行く方が望ましいケースなど、さらに、姥捨て山のように療養型病院を考えていて家族の協力が得られないケースなどは入院を許可されないことがあります。実際に入院していただくケースでも、前医でもう一歩進んだ検査をお願いしたり、当院では対応できない他科の診察を終えてから来ていただくケースもあります。

入院判定会では、その患者さんに対する医者の責任として、健全経営を営む事務の責任として相談部に対し、厳しい意見があびせられることもあります。実調に行った相談員の涙や看護師の戸惑いのなか、よりよい医療がなされるように皆、切磋琢磨の日々を送っているのです。そんな判定会を経て、おじいさんは療養型病院への入院が決まりました。

実際に転院の日がやってきました。長らく入院していた急性期病院を退院するのはやはり、心細い気がしてなりません。息子の嫁に付き添ってもらい、車椅子のまま乗り込むことの出来る福祉タクシーを利用しておじいさんとおばあさんは療養型病院へやってきました。車で三十分ほどの移動でした。おじいさんは久しぶりに病院の外に出ることができました。車の窓の外の景色は代り映えのしないいつもの風景でしたが、なんだか新鮮な気持ちもします。

転院してきた病院は意外と明るくひろびろとしたところでした。すれ違う人たちが皆、こんにちは、とにこやかに挨拶を交わしてくれます。患者さんも看護師さんもせわしなく動いていた急性期病院とは雰囲気がかなり違います。とりあえず、病室に通され、おじいさんをベッドに寝かせて、身の回りの荷物を片付けていると、次から次へといろんな人がやってきて、おじいさんのことを診察にきます。

おばあさんに、いろいろ質問もしてきます。「おじいさんが元気な頃の体重は何キロでしたか?」「おばあさんが一人でおじいさんを車椅子にのせてあげることができますか?」「最近、食事でむせはどうですか?」何度か顔を合わせたことのある相談員さんもやってきました。看護師さんが、「これから入院の際のお話があります」とおじいさん、おばあさん、お嫁さんの三人を呼びに来ました。おじいさんはすこし疲れた様子でしたので、そのまま休ませてあげることにしました。

おばあさんとお嫁さんが看護師さんに連れられて行くと、そこには大勢の人が待っていました。主治医、リハビリ療法士(理学療法士、作業療法士、言語療法士)三名、栄養士、看護師、介護士、相談員の八人です。これから少しでもおじいさんとおばあさんが快適に家で過ごすことが出来るように皆で協力してサポートをします、とそれぞれが自己紹介とこれからのプランを話し始めました。おばあさんはいつもと同様、詳しいことはよくわかりませんでしたが、なんだか、たくさんの人がおじいさんのお世話をしてくれることを知り、すこし嬉しくなりました。今後は月に一回は、病院で皆が集まり、おじいさんの療養にたいして話し合いをしていくということが決まりました。

おばあさんが、その療養型病院に行くのは数少ないバスに乗るか、タクシーに乗るかでしたので実際のところかなり大変なことでした。でも、おばあさんはせっせとおじいさんのもとへお見舞いに通っていました。病院へ行くと、おじいさんをお世話するちょっとしたこつを教えてもらうことも出来ました。歯科衛生士さんから口腔ケアをしてもらうようになってから、おじいさんの熱がでることも少なくなりました。おばあさんも、口腔ケアをまねてみたり、時々看護師さんと一緒におじいさんの痰を取ってあげることも出来るようになりました。

夏が近づき、おばあさんに嬉しい連絡が入りました。都会の息子夫婦が孫をつれて夏休みに帰ってくることになったのです。その時に少しでもいいからおじいさんを家に連れて帰ってあげることができないか、と息子たちが言うのです。早速おばあさんは病院に行ってそのことを相談しました。主治医もリハビリの先生も大賛成してくれました。相談員さんはこの外泊がうまく行けば、おじいさんもおばあさんも在宅療法をする自信がつきますよ、と励ましてくださいました。以前に在宅療養の準備がしてありましたから、玄関のスロープも出来ていますし、部屋の段差も改善してあります。大げさな準備は特に必要としませんでした。何かあった時には、すぐに往診で対応してくださるよう以前お世話になっていた開業医の先生に連絡をすると、その先生は一度病院へおじいさんの様子を見に来てくださり、快く引き受けてくださいました。

息子夫婦が帰ってきて、自家用車でおじいさんを迎えに病院へ来てくれました。おじいさんもやはり嬉しそうです。病院のスタッフもとても嬉しそうにしてくださいます。おばあさんは、なんとなく今後、おじいさんを家に連れて帰ることができるような気もしてきました。

このストーリーの登場人物は皆、前向きで仕事熱心な人ばかりです。実際、そうでないことがあるのも事実ですし、このおばあさんとおじいさんの物語もここで、めでたしめでたし、と終わるわけではなく、それこそずっと介護の日々は続くのです。介護者が高齢者の場合、その介護者の身に何か起こることもしばしば考えられます。

完璧な人一人だけでは介護の日々は続きません。でも、不完全でもいいじゃないですか。いつもがんばっている人が、時々投げやりになっても、怠ける日があっても、ネットワークがしっかりとしていればそれを補うことができるはずです。がんばっている皆さん、一人で頑張りすぎないでくださいね。どんどん、周りの者を自分たちのネットワークに取り入れて行きましょう。このネットワークをどれだけ地域に根づかせることができるか、というのも療養型病院の使命の一つであるようにも感じています。

2　看護師の過酷な勤務

キツイ、キタナイ、キケンの三Kが看護師の代名詞とされています。本当に看護師という職業はそれほど過酷なのでしょうか？　年齢の割に高収入で、休みが取れたらみんなで海外旅行。本当にキツイのかな？　と思ってらっしゃるのではないでしょうか？

実情をお話ししましょう。仕事のきつさは皆さんの想像以上であることは確実です。個人の診療所や施設、企業に勤める看護師さんの労働実態はわかりませんが、少なくとも病院それも病棟勤務の看護師さんの労働実態は大変なものです。老人病院は一般病院とくに急性期病院に較べると患者さんの急変などが少ないので、それほど仕事はきつくないのではないか？　とんでもない話です。私は二年前まで急性期病院で勤務していましたので、どちらの忙しさも分かっているつもりです。

じゃあ、どちらの看護師さんの仕事がハードなのか？　答えはドローです。というか、急性期病院の忙しさが完全に療養型病院にも波及してきた、と考えていいでしょう。以前、看護師さんからこんな話を聞いたことがあります。

「酔っぱらい運転は危険だから絶対してはいけないって言われてるけど、夜勤明けに疲れた体で運転して家に帰る方がずっと危険ですよ。私、先日、お酒を飲んで運転しちゃいましたけど、夜勤明けと較べたらなんてことないのを実感しました」

また、別の看護師さんは、

「前の夜勤の時、家に帰った記憶すらないのです。気がついたら、アパートの玄関で靴も脱がずにそのまま倒れるようにうつ伏せに眠ってしまってたんです。気がついたら夕方だった。信じられない！」

看護師の勤務は一日三交代あるいは二交代が一般的です。三交代の場合は日勤、準夜勤務、深夜勤務の八時間勤務。二交代の場合は日勤八時間、夜勤十六時間の勤務となります。夜勤の場合は仮眠が認められていますが、仮眠がとれることは皆無と言っていいでしょう。ゆっくり食事もしていられません。すなわち、彼女たちは十六時間働きづめなわけです。それもみんなが眠っている夜間に。日勤はだいたい八時から十七時までの勤務帯ですが夕方五時に帰宅する病棟看護師は一人もいません。七時、八時は当たり前、新卒で仕事がうまくこなせなければ深夜十二時を越えることもあります。

病棟会議といって、病棟スタッフが定期的に集まって話し合いをします。ある会議の時、三十代の看護師さんが涙ながらに訴えました。

「私は看護師という職業が大好きです。この病院も大好きです。でも、私には家庭があります。夫もいれば子供もいます。毎日、帰りが九時十時ですが、先日、夫から、もう離婚だ！　と言われました。一分一秒でも早く仕事を終えて家に帰りたいのですが、どうしても遅くなってしまいます。もう、続けられないかもしれません」

もうその後は、涙で言葉になりませんでした。いつも明るく、テキパキと仕事をこなす彼女がこんなに追いつめられているなんて、少しも気づきませんでした。

この忙しさは年々、増してきているように思えます。なぜこれほどまで過酷なのでしょう？　簡単に言えば、医療の質を上げているからです。ただ満床になっていれば自然に収益が得られていた時代は終わり、病院も勝ち残っていかなければならない、いわゆる競争の論理が導入されてきました。勝ち組、負け組、という表現もされているのです。そのためには医療の質を高めなければなりません。患者さんの状態チェック、点滴、薬配り、食事の介助、入浴、オムツ交換、入院受け、ガーゼ交換、体のケア、勉強会、マニュアル作り、医療ミスを防止するための様々な処置に備えてのダブルチェック、記録、報告書作成、退院時のサマリーの作成、研究会の参加、研究発表、カンファレンスの開催など数え上げればキリがありません。

特に、最近は医療事故、院内感染などマスコミに取り上げられることが多くなり、一つ一つの仕事に非常に神経を使っています。もちろんこれは良いことなのです。しかし、その反面、仕事に余裕が持てなくなり、ギスギスした感じが見受けられるようになってきました。とにかく、この十数年、仕事量は大幅に増加しています。とりわけ、多いのがコール対応です。患者さんのベッドにはナースコールが設置されています。これは歩けない患者さんにとっては看護師さん、介護士さんへの唯一の連絡手段です。医療スタッフ側からすれば、用事のあるときだけコールボタンを押して欲しいのですが、患者側からすればそういうわけにもいきません。特に、痴呆症状があれば、なかなか理解してもらえないことがあり、寂しいからナースコール。話したいからナースコール。なにはなくてもナースコール。

当院の病棟は、老人病院は生活の場であることも考慮して、ゆったりと造ってあります。縦長の構造のため、病棟の端から端まで優に六〇メートルを越えます。ナースコールで呼ばれる看護師さんの運動量は半端ではありません。ある看護師さんが試しに、日勤（八時間勤務）のときに万歩計をつけて仕事をしたら、二万歩を越えたと言っていました。約一二～一五キロメートル歩くことになります。夜勤は十六時間の勤務ですから、その距離は信じられないほどのものになってしまいます。同じ世代と較べて、看護師の収入はかなり多い部類に属し、特に二十代では群を抜いているかもしれません。しかし、その仕事量、過酷な勤務体制を考えると決して優遇されているとは言えません。高い収入を得る、という観点からすればこれほど割の合わない職業はないでしょう。過酷な仕事がすべて、「患者さんのため」で片付けられてしまうのです。「尊い命を預かる職業」というプライドと奉仕の精神が支えになっているのです。

私も経営者という立場を離れれば、看護師の数を倍増しても良いと思っています。そうすれば、もっと仕事に余裕ができて、質の高い看護・介護が実践されるのでしょう。しかし、私たちの医療機関は継続してこそ、初めて地域に貢献できるわけで、病院が潰れてしまっては何にもなりません。この問題は経営努力で決して解決できるものではありません。かといって、奉仕の精神だけでこれからの医療を担っていく事もできず、頭の痛い日々が続いています。

3　看護師としての資質

つい最近までは、看護婦と呼ばれていましたが、男性の看護職員の出現により、今は看護師といいます。私はなかなかこの呼称になじめず、いまだに「看護婦さーん！」と言っております。看護師の仕事の辛さを三K（キツイ、キタナイ、キケン）とよく表現されますが、現場で彼女たちを見ていますと、その過酷さに耐えながらも本当に患者さんのために身を投げ出して働く姿に頭が下がります。一度でも入院を経験された方なら理解できると思いますが、病棟の看護師さんの中には必ずと言っていいほど、うまが合うというか、患者の気持ちを的確にくみ取ってくれる人がいます。「あの看護師さんはとてもいい人だ！　やさしくて小さなことにもすぐに気がついてくれる」と、患者さんたちは言い合っています。

私たちから見ると、他の看護師さんと較べてそれほど優れているわけでもないのに、どうしてだろう？　と不思議に思うことがあります。これはどうやら経験年数や容姿や性別とは全く関係がないように思われます。一般的な人間社会で人付き合いがいい、とか社交的だとか、すぐに人と仲良くなれるという人がいます。そんな人は相手の気持ちを考えて、それに応えるように対応するのが本能的にとても上手なのでしょう。医療の世界でも同様です。患者さんの気持ちを瞬時に把握し、その人の性格を考慮しながら、すばやく反応してあげる看護師。患者さんはそんな人を探しているのです。「どの看護師さんが自分を分ってくれるのだろう？」と。医者は多くは主治医制になっており、よほどのコネクションがないかぎり、患者サイドで主治医を決めることができません。どんな嫌な医者が主治医になっても、医者に歯向かうのはあまり得策ではありません。なにしろ、こちらは命を強制的に握られているのですから。と、考える患者さんがまだまだ多いようです。是非はともかく、患者さんは主治医を選択できないとなると、患者さんは自分を理解してくれる相手を自然と看護師に求めるようになります。「なにしろ俺は命を差し出しているのだから、一人くらい自分の味方をつくっておきたい」という心境でしょうか。

看護師さんと仲良くなって、少しでも相手方（医療サイド）の情報を仕入れたいのでしょうか？　別に敵対関係にあるのではないのですから、そんな余計なことを考える必要はないと思うのですが、これが患者心理なのでしょう。しかし、主治医からすると患者情報をたくさん持っている看護師はとても役に立つのです。患者さんは主治医になかなか本音を話しません。弱みを見せたくないという気持ちがあるのでしょう。主治医もなんとか本音で話しあえるようにとあの手この手を使って、相手の心に入っていくのですが、なんといっても接触時間（話す時間）は看護師さんに勝てるはずがありません。必然的に、悩みや本音を打ち明ける相手は看護師になります。「看護師さん、これは主治医の先生には絶対内緒にしておいてくださいよ」と言いながら、本音を話し始めます。どっこい、その内緒話は彼女が病棟に帰るわずか数十秒しか守られません。その内容はその日のリーダーナースにすぐに患者情報として伝えられ、記録されます。同時に、少なくともその日のうちに主治医にも伝えられるのです。

患者さんが今、何を考えているか？　どんな治療を望んでいるか？　不満はないのか？　心配事は？　このような情報をもつことは私たちにとって非常に大切なことなのです。なぜなら、私たちは医学をやっているのではなく、医療を行っているのですから。

私たちの病棟に今年、看護学校を卒業した、いわゆる新卒さんとよばれる一人の若い看護師がいます。新卒ですから、当然経験はゼロです。知識もありません。ただ、仕事を早く覚えようと頑張っている熱意だけは十分感じられる、ごく普通の看護師です。しかし、彼女にはひとつ優れた才能を持っています。それは人の心に入っていくのが非常にうまいのです。相手をリラックスさせるというのでしょうか、とにかく患者さんの本音を引き出すのがとても上手なのです。働き始めた頃は、それほどではなかったのですが仕事や職場の雰囲気に慣れてくると、彼女の才能は開花してきました。私は「彼女はもともと、人と接することに対して生まれながらにして、あるいはその成長段階において、その才能を持ち合わせているのだな」と思っていました。いわゆる「生まれながらにして看護師としての資質を備えている」のだろうと。

しかし、その考えは彼女のレポートを聞いたとき、その間違いに気づきました。ある日、看護部で「新人研修　事例発表会」という集まりがありました。それは興味を持った受け持ち患者の看護をとおして学んだことを先輩看護師の前で発表する、というものでした。「入院患者さんの苦痛、恐怖の軽減に向けての考察」と題して、以下、その抜粋を示します。

「入院患者さんの苦痛、恐怖の軽減に向けての考察」

入院患者さんにとって、苦痛や恐怖を感じることは避けられないことであるが、これは入院生活を快適に過ごすことへの大きな阻害因子となる。

今回、私は、処置等を行うにあたって、苦痛を強く訴えられ、時には暴力、暴言にまで発展される患者さんを受け持ち、毎日の業務をとおして、言葉遣いや行動に配慮しながら、根気強く接することで苦痛や恐怖を軽減できることを学んだ。処置やオムツ交換、入浴介助などをとおしての関わりを考察する。

患者……七十九歳　男性
病名……脊髄損傷（下半身麻痺）　脳梗塞後遺症　左大腿部切断　仙骨部褥瘡
看護上の問題点……現在、または今後予測される出来事に対する不安と恐怖
問題とする理由……

・ケア時（排泄、体位交換、褥瘡処置、入浴介助）の自他傷行為
・介護者の手と間違えて、自分の手を引っ掻いて、傷を作る。
・導尿チューブを引っ張る。
・介護者の身体を引っ掻く、つねる、噛む、殴るなどの暴力行為
・大声をあげる。

到達目標……恐怖心、不安感をできるだけ除去し、苦痛なくケアを受入れ、安楽に過ごすことができる。

彼女は先輩看護師と患者のやり取りを見ていて、自分なりに言葉遣い、行動に配慮を加えることにより、当初の到達目標をクリアしました。そのやりとりが記録されているので実況中継をします。

（オムツ交換の場合）

【ケース１】

介護者…こんにちは。おむつ変えましょうね。
患者Ｋ…痛いことするなよ。
介護者…はいはい。オムツ外しますよ。
（オムツに触る）
患者Ｋ…触るな！　誰だ！　痛いよー！
（右手で介護者をつかもうとしている）
介護者…危ないですよ。すぐ済むからね。よいしょ！
（右手を一人が押さえながら、身体を右に向ける）
患者Ｋ…よいしょ、じゃないだろ。痛いよー、痛いよー！　止めてくれー！

（必死で介護者の手を払おうとしている。この時、介護者の手と間違え、自分の手を引っ掻き皮膚剥離を起こした）

介護者…はい！もう終わりましたよ。

患者K…あー痛かった。ここは恐ろしいところだな。

これを見ていた彼女は、自分の番のときに次のように対応しました。

【ケース2】

新卒N…こんにちは！　Nです。わかりますか？

患者K…おうおう！　わかるよ。

新卒N…オムツ交換に来ました。今、いいですか？

患者K…あー、痛いことだな。

新卒N…大丈夫ですよ。できるだけ痛くないようにしますから。Kさんもずっと汚いままだと、かゆくなるし、嫌ですよね。

患者K…あー、そうだな。痛くないようにしてよ！

新卒N…はい。それじゃ、オムツはずしますよ。いいですか？

患者K…おう、ゆっくりだよ。

新卒N…はい。ゆっくりね。はずしますよ。

（オムツをはずしにかかる）
患者K…痛い！
（すぐに手を止めて）
新卒N…ごめんなさい。今はずしてますから、少し頑張ってください。
（ゆっくりとはずす）
お下洗いますね。
患者K…チンコが痛い！　触るなー！
新卒N…ごめんなさい。これをしておかないと、きれいにならないのです。
いいですか。もう一度、触りますよ。
（洗い流す）
患者K…クァー、痛いなー。
（我慢しておられる）
新卒N…はい。終わりました。窓の方を向きますよ。いいですか？
患者K…はい。
新卒N…ここ持っていいですか？
患者K…そこはだめ！
新卒N…ごめんなさい。ここはいいですか？
患者K…ああ、そこはいいよ。

中略

新卒N…はい、終わりましたよ。

患者K…はい。ありがとうね。

（入浴の場合）

【ケース１】

介護者…はい、今からお風呂に行きますよ。

患者K…ああ、今日はいいわ。痛いから。

介護者…はい。だいじょうぶですよ。

（すぐに布団をとる）

患者K…何をするんだ！　やめろー！

介護者…ごめんなさいね。汚いと身体が痒くなるからね。

患者K…止めてくれー。ちょっと待ってくれー。

介護者…すみません。行きますよ。失礼します。せーの！

（時間が気になるのか、そのままストレッチャー移動）

患者K…せーのじゃないよ。痛いよー！

（風呂場にて）

患者K…ここはどこだ？

介護者…お風呂場ですよ。
患者K…風呂場?　風呂は今日は入らないと言っただろ。
介護者…もう来てしまったし。

中略

介護者…はい。お湯かけますよ。
患者K…熱いのは嫌だよ。
介護者…はい。わかりました。どうですか?
患者K…熱い!　熱いよー!
（三十九度位まで温度を下げ、身体にかける）
介護者…どうですか?
患者K…いいや、まだ熱い!
介護者…もうすごく冷たいですよ。
患者K…いいや、まだ熱い!
（三十五度まで温度を下げる）
介護者…どうですか?
患者K…うん、いい。
介護者…身体洗いますね。

中略

介護者…お下洗いますね。
患者K…痛いから、いいわ！
介護者…でも洗わないといけない
患者K…痛いよー！　殺人だー！
（介護者の手をつねろうとしている）
（もう一人の介護者が手を押さえる。そして皮膚剥離をしてしまう）
（注）この患者さんは長期間ステロイドを使用されたため、皮膚が非常に弱くなっています。
患者K…殺人だー！
介護者…はい、終わりました。お疲れさまでした。
患者K…あー、痛かった。

それを見て、新卒ナースの彼女は以下のように対応してみました。

【ケース2】
新卒N…はい。今からお風呂に行きましょうね。
患者K…いいわ。痛いから。行きたくない。
新卒N…そうですか。でも、Kさんはいつも身体が痒いって言ってますよね。それをなくすためにも、お風呂は大切ですし、気持ちいいと思いますよ。できるだけ痛くないようにしますから。

患者K…本当かい？

新卒N…それじゃあ、ゆっくりしますからストレッチャーに移動しましょうね。

患者K…おう。

（移動中）

新卒N…ゆっくり、ゆっくりね。

患者K…くー。

（大声もなく、痛みに耐えておられる）

中略
（風呂場にて）

患者K…やっぱりやめた。

新卒N…そんなこと言わないで。できるだけ痛くないようにしますから、入りましょうよ。

患者K…本当かい？　ほんならいいわ！

新卒N…はい、お湯かけますよ。

患者K…熱いのは嫌だよ。

新卒N…はい、わかりました。どうですか？

患者K：熱い！　熱いよー！
（温度を少し下げ、三十九度に設定）
新卒N：…どうですか？　だいぶ温度を下げましたよ。
患者K：ああ、これならいいわ。
新卒N：…身体洗いますよ。ゆっくりしますからね。
中略
新卒N：お下洗いますね。
患者K：痛いからしなくていい。
新卒N：でも洗わないと、不潔だし、痒くなるかもしれないし、洗わないといけないのです。
患者K：おお、わかった。でも、痛くないようにだよ。
新卒N：はい。それじゃ、洗いますよ。いいですか？
患者K：クー。
（痛みに耐えておられる）
新卒N：はい、きれいになりました。終わりです。お疲れさまでした。
患者K：ありがとう！　気持ちよかったよ。

※実際は出雲弁で書かれており、臨場感がもっとあるのですが、読者の皆様にはご理解戴けないと

ころもあるので標準語に表現を換えております。

いずれのケースも当院での事例ですので、かばうつもりはないのですが、それほど耐えられないほど悪い対応ではないのです。一分一秒でも惜しい忙しさの中では仕方がないかな? とも思ってしまいます。これも医療者側の論理であることはわかっているのです。しかし、新卒の彼女にとってみれば、そのような対応が耐えられなかったのでしょう。「私が患者であったとしたら、こんな対応は嫌だな」と素直に感じたのでしょう。

この後、彼女の患者さんへのアプローチが何故うまくいったのかを分析しています。その要約は以下の通りです。

(一) まず、こちらの名前を名のる。
(二) 処置の内容、必要性を説明する。
(三) 処置は患者さんのペースに会わせて行う。
(四) 言葉かけは、やさしく行う。
(五) 「よいしょ!」などのかけ声は禁物。
(六) 手を押さえるなどの抑圧的行動はしない。

この結論は彼女が書物・文献から引き出したものでなく、実体験をもとに試行錯誤を繰り返しながら獲得したものです。おそらく、スタッフと患者さんとのやりとりを観察し、その欠点などを評価し、改善点を見つけていったのでしょう。

彼女は決して「生まれながらの看護師」なんかじゃありませんでした。人を観察する鋭い目と、他人より少し鋭敏な感性を持ち、それに工夫を加えてみる、という努力の結果だろうと考えています。彼女がこのような賜物をいつまでも持ち続けられる環境を整えていくのが私の仕事なのかもしれません。

4　パーソナルスペース

看護師や介護士のなかには、すぐに患者さんの心に中に入り込んで、強い信頼関係を創ることができる才能の持ち主がいます。他のスタッフと較べて、飛び抜けて笑顔がすばらしいとか、明るさが際立っているとか、じゃないのです。不思議と患者さんがすぐに打ち解けて、心を開いてくれるのです。こんなことは医療の世界だけではなく、どこの世界にもある話です。私にはとてもそんな才能はなく、どうすればあんなに簡単に仲良くなれるのだろう、と疑問に思っていました。

ある日、暇に任せてインターネットサーフィンをしているとパーソナルスペースのサイトに行き着きました。人はそれぞれ、パーソナルスペースというものを持っていて、それは心理的な私的空間を意味します。すなわち、「縄張り」です。親密な関係であれば近い距離で話ができるが、それほど親密でない人があまり近づきすぎると嫌悪感を覚えます。それは自分のパーソナルスペースに侵入されたからです。それではその距離はおよそどのくらいになるのでしょう?

パーソナルスペース

相手との関係	対人距離	具体例
親密な関係	45cm 以内	家族・恋人などとの身体的接触が容易にできる距離
個人的関係	45～120cm	友人などと個人的な会話を交わす時の距離
社交的関係	120～360cm	職場の同僚と一緒にしごとをする時などの距離
公式的関係	360cm 以上	公的な人物と公式的な場で対面する時の距離

インターネット出典先　http://www8.plala.or.jp/psycbology/topic/personal.htm

参考にインターネットにあった距離を示してみます。

この距離を参考にすると、私たち医療スタッフは四五センチメートル前後の距離を保つ事が大切なのかな、と考えます。そういった目でコミュニケーションをとるのが上手なスタッフを見ていると、本当に四五センチメートル前後の距離で話しているのです。それも軽く患者さんの身体に触れながら。真剣に話す時は、しっかり手を握って、軽い話の時は肩などを触れる程度に。彼女はパーソナルスペース理論は知りませんが、本能的にあるいは経験的にその距離を会得したのでしょう。

私なんか、ひどい時は患者さんのベッドの足元から声を掛けたり、話をしたりしてしまいます。これでは社交的関係か公式的関係になってしまい、患者さんからの正しい情報など得られるはずがありません。特に忙しい時は、早く病室を出たいので、部屋を訪れた、という証拠を残すためだけの訪室になってしまいます。公式的関係というより形式的関係です。一度、四五センチメートルの距離を体感してみてください。思った以上に近いのです。最初から四五センチメートルの距離は必ず相手に不快感を与えます。要するにその距離まで近づくのにかかる時間が短期間で達成できる人、そんな人に憧れてしまいます。

5 介護保険とケアマネージャー

平成十二年四月から介護保険制度がスタートしました。これはひとつには医療保険が破綻寸前にあること、二つ目には、高齢者の医療において、制度上、どこまでが医療で、どこからが介護・福祉なのか極めて不鮮明であったため、それを明確にする目的で作られました。保険料は四十歳以上の人から徴収し、受給資格を原則として六十五歳以上の要介護認定者としました。要介護認定は六段階に別れています。要介護度の低い方から、要支援、要介護一、要介護二…要介護五となっています。介護度の認定は各地域で委員が選定されており、会議で決定されます。

要介護と認定されると、ケアプラン作成事業者(ケアマネージャー・居宅介護支援事業者)を決め、ケアプラン(居宅サービス計画)の作成を依頼し、その旨、市町村に届けます。次に、ケアマネージャーがご本人の心身の状況などを把握するとともに、サービスの利用に関する希望をケアマネージャーに伝えます。その希望を受けて、ケアマネージャーはケアプランを作成します。そのプランに同意すれば、サービスが開始されます。

しかし、サービスといっても全く無料というわけにはいきません。要介護度によって支給限度額が決められており、その範囲内でしかサービスを受けることができません。例えば、要支援なら月額六万一千五百円、介護度が上がるに従って支給額はアップしていき、要介護五では三十五万八千三百円となります。そのうち一割が自己負担となります。受けられるサービスは以下の通りです。

・訪問介護―看護師や保健師などが家庭を訪問して、看護の支援を行う。
・訪問介護―ホームヘルパーが家庭を訪問して、介護や家事など身のまわりの援助を行う。
・訪問入浴介護―浴槽を積んだ入浴車などで家庭を訪問して、入浴の介助を行う。
・訪問リハビリテーション―理学療法士や作業療法士などが家庭を訪問し、機能訓練を行う。
・居宅療養管理指導―医師や歯科医、薬剤師などが家庭を訪問し、療養上の管理、指導を行う。
・福祉用具の貸与―車椅子やベッドなどの福祉用具を貸出を行う。
・福祉用具の購入―排泄や入浴に使われる用具の購入費を支給する。
・通所介護・デイサービス―デイサービスセンターなどにおいて、入浴、食事の提供、生活動作訓練などのサービスを日帰りで受ける。

・通所リハビリテーション―老人保健施設や医療機関などにおいて、機能訓練などのサービスを日帰りで受けることができる。
・短期入所療養介護―介護老人保健施設や介護療養型医療施設などに短期入所し、医学的な管理のもとで看護や機能訓練、日常生活の介護などが受けられる。
・住宅改修費の支給―家庭での手すりの取り付けや段差の解消などの、小規模な改修の費用を支給する。
・特定施設入所者生活介護―有料老人ホームなどでも介護サービスを受けることができる。
・痴呆対応型共同生活介護―痴呆のため介護を必要とする高齢者が、五～九人前後で共同生活を営む住居（グループホーム）において介護を行う。

これらのサービスには一定の利用料金が決められており、その一割を負担しなければなりません。例えば、訪問看護を一回受けると八千三百円かかりますので、八百三十円の自己負担となります。ケアマネージャーは支給限度額の範囲内で、どのようなサービスがその利用者さんにとって適切かを考えて計画（プラン）を立てていきます。ちょうど、少ない給料の中でやりくりしながら生計を立てる有能な主婦のようです。主婦を信頼しないと、その夫（介護保険受給者）は安心して仕事ができないのと同じですね。

その介護保険制度が始まって四年、その制度自体多くの問題があることがわかってきました。平成十二年には介護サービス受給者が百四十九万人だったのがわずか四年で約三百万人と倍増、その費用も三・六兆円から六兆円に達してしまいました。医療保険が破綻しそうなので、介護保険をスタートしたのにあっという間に、介護保険も破綻しそうな勢いです。今後、二十歳からの介護保険料の徴収、要介護認定の厳格化（なかなか認定してもらえなくなる）や消費税率の引き上げによって増える税収入の一部を介護保険に充填、などの制度の改正が行われるでしょう。

それではこういった制度の問題があるのが分かった上で、医療・介護の現場に戻りましょう。介護保険制度を支えるのはケアマネージャーです。当院にも居宅介護支援センターという部署があり、五人のケアマネージャーが働いています。彼女たち（彼もいます）はこの広い町の中だけでなく、隣の松江市やその他の町を毎日、駆け回っています。この町の高齢者はすべて知っているのではないかと思われるほどの顔の広さです。あちらに生活に困っている方がおられると聞けば、直ぐにとんで行き、こちらに独居老人がいればその状況を見に行く。まるで「雨ニモマケズ」の世界です。

というのも、ケアマネージャーがプランを立てて報酬をいただくのですが、その報酬は低く、やればやるほど赤字になってしまいます。これもおかしな話です。彼女たちは、収入を得るためや増やすために、毎日駆け回っているのではないのです。そんなことを考えていればこの仕事は全く成り立ちません。ただ、介護の必要な人に、適切な介護を！　という思いだけが、彼女たちを町の中へ駆り立てるのです。個人の犠牲の上に、介護保険制度が曲がりなりにも成り立っていることを強く感じ取れる場でもあります。

ケアマネージャーは介護保険の利用者に、「困ったことがあればいつでも連絡をくださいね」

と言っています。昨年、当院のケアマネージャーのチーフ、大月さんには、一年間で百四十回の電話が夜間にかかってきました。「身体の調子が悪い」とか、時には「淋しい!」とか、時間帯など全く関係ありません。彼女も主婦であり、母親でありますが、家族と自分ために生きる夜のわずかなひと時すらに、利用者さんの電話はかかってきます。その都度、話を聞き、お宅まで出掛けていかなければならないこともしばしばです。このように、在宅系のスタッフ(ケアマネージャー、訪問看護、訪問介護など)は自己犠牲の上に成り立っていると言っても過言ではないでしょう。

私が、この病院に来た頃、ケアマネの大月さんが「先生は今までずっと、病院の中や手術室の中ばっかりいたから、世間を知らないでしょう。一度、介護が必要なお年寄りのお宅を見学させてあげましょう」と、半ば強制的に病院の軽自動車に乗せられました。行き着いた所は病院から約三キロメートルのところにある集落の中の一軒でした。大月さんは、「こんにちは!大月です。お邪魔しますね」とまるで三十年来の付き合いのあるお隣さんの家に上がり込むように入っていきました。私は都会育ちのためか、相手が玄関のドアを開けないのに、こちらから勝手に扉を開けることは考えられない行動です。それも、「どうぞ!」の声も聞かないうちに上がり込んでしまいました。「…これは住居不法侵入だな」と思いながら立っていると、「先生、早く、上がって上がって!」と招き入れられました。彼女の名誉のために、あえて申し上げますが、彼女は決して性格的に、厚かましくって、人の気持ちを考えない、といった粗野な方ではありません。あえて言うならば、その逆なのです。

その家は、一見、普通の田舎の民家のように見えますが、私のように、きわめて鈍感なものにでも、「この家はちょっと変だぞ…?」と思わせる雰囲気がありました。玄関を上がってすぐの所に、台所(今風に言えばダイニングキッチン)があります。そこにあさ黒い顔をした、無表情の痩せこけた男性の老人(後で六十歳であることを知るのですが)が寝転がっています。隣の部屋への引き戸は硬く閉じられています。その周りの乱雑さといったらこの世のものとは思えない有様で、まさにゴミ屋敷。二リットル入りの安物の焼酎(私は酒を飲まないので、詳細はわかりませんが絶対、安物です)の空き瓶がざっと見で一ダース以上転がっています。大きな灰皿が数個、身の回りにあり、どれも吸い殻で山のようになっており、床の上に山から崩れ落ちた吸い殻が散らばっています。スーパーで買ってきたと思われるパック詰めの総菜の食べ残しが数個、彼を取り囲んでいます。

「アル中だ!」と心の中でつぶやきました。「こんな人が一人で介護保険を受けながら暮らしているんだ。ケアマネや訪問介護のヘルパーさんは大変だな」というのが率直な感情でした。ところが、さらに驚かされたのは、彼は介護者だったのです。すなわち、彼が介護保険の受給者ではなく、別に介護保険で在宅のサービスを受ける人(利用者)がこの家の中にいるのです。硬く閉じられた引き戸の向こうにもう一人、その母親が暮らしているのです。お母さんは八年来の重症のうつ病ですが、病院へ通うことも拒否、在宅サービスを受けることも拒否しておられ、町の保健師もお手上げ状態だったそうです。

私の社会見学が終わり、その帰り道、大月さんがこの家族のことを話してくれました。平成十二年三月、介護保険制度がスタートする直前に町より当院のケアマネージャーに紹介されたそうです。平成八年から、うつ病のため、トイレに行く時に歩く以外、ほぼ一日中寝たきり状態が続いていました。入浴もしない、着替えもほとんどしない、何日も食事もしない、という日々が続いていたそうです。何度訪問しても、玄関払いの連続だったそうです。平成十三年夏、母親の衰弱を機に、ようやくその家庭と関わりを持つことができるようになりました。彼女は長男が三歳、長女を身ごもっていた時、夫を亡くしました。長男は中学を卒業すると、トラックの助手となり、その頃より酒を覚え、酔っぱらっては母親に暴力を振るうという生活が延々と続くのでした。平成二年に長男は、酔っぱらってバイクで転倒し負傷。以後、働くことができない身体になってしまいました。

それから、母親は居間に、長男は台所に閉じこもり、それぞれ全く干渉しあわない生活が繰り広げられるようになりました。遠く離れて住んでいた長女とも関わることができ、二人の生活をなんとかもっと良いものにしようと、取り組みが始まりました。母親は重度のうつ病にも関わらず、全く医療機関を受診しようとしない。介護者である長男は、アルコール依存症で自分の生活もまともに営むことができない。長女は遠くに住んでいて、あまり責任を負わせることもできない。

大月さんは、まず精神保健センターの医師にお願いして、往診をしてもらうことにしました。長男は重症の糖尿病になっていることも判明するも、入院は断固拒否の姿勢は変えることがありませんでした。平成十四年二月、長男の血圧が七〇㎜Ｈｇで全身衰弱が進み、部屋の中がいつもとは異なる悪臭が漂っているのを発見。見ると、こたつの中の両下肢は低温火傷で、潰瘍《かいよう》となっており、それが悪臭の原因とわかりました。入院を勧めるも、やはり強く拒否されたため、消防や警察の協力を求め、半ば強制的に入院となりました。それを隣の居間で見ていた母親の頬には涙が流れていました。そして一言、「なんでこんなことになってしまったんだろう？」

永年、全く、お互い関知しあわなかった親子が初めて見せた親子の情でした。これを機に、母親も別の病院に入院し、久しぶりにお風呂にも入られました。なんと三年ぶりの入浴だったそうです。その後、二人は退院し、また同じ家で過ごしています。今では、二人で食卓を囲むこともあり、生活は少しずつ改善してきているものの、まだまだケアマネージャーが注意深く関わっていかなくてはいけない状況です。

このような話を聴きながら、ケアマネージャーの仕事ぶりを垣間みることができました。

「先生、私は鹿島病院からお給料を貰っていますけど、鹿島病院のために仕事をしているなんてこれっぽっちも思っていません。この地域のお年寄りが少しでも幸せになればいいんです。私はいつでも地域のお年寄りの味方であり、代弁者でありたいと思っています」

大月さん！　それでいいんですよ！

6　介護士という職業

病院にはどんな職業の人がいるのでしょう？

こんな質問をしたら、いろいろな職業があがってくるでしょう。お医者さん、看護師さん、薬剤師さん、検査技師さん、放射線技師さん、事務員さん、栄養士さんなどがすぐに出てくるでしょう。私たちの病院もこれらの職業の方々はたくさんおられます。でも忘れてならない職業は介護士さんなのです。

こんな質問をしたら、いろいろな職業があがってくるでしょう。お医者さん、看護師さん、薬剤師さん、検査技師さん、放射線技師さん、事務員さん、栄養士さんなどがすぐに出てくるでしょう。私たちの病院もこれらの職業の方々はたくさんおられます。でも忘れてならない職業は介護士さんなのです。

介護士さん？　ヘルパーさんといった方がわかりやすいかもしれません。正確にはヘルパーとは少し異なりますが、お風呂、トイレ、着替え、食事などの介助をしたり、身の回りのことをお手伝いするのが主な仕事です。言い換えれば、介護が必要な患者さんに対して、そのご家族の代わりをするのが仕事といえるかもしれません。老人病院に入院されている患者さんは多かれ少なかれ、身体や心に障害があります。病院は病気を治療するところですが、老人病院では病気だけを治しても何にもなりません。というより病気を治すことより、障害をうまくカバーして、ＡＤＬ（日常生活動作）を良くする方がずっと大切なことの方が多いのです。この観点からすると、介護士の果たす役割は非常に大切です。そして、一日の中で、患者さんに最も長く、かつ親密に接する職業、それが介護士なのです。

私は急性期病院にいた頃は、病院に介護士がいることすら知りませんでした。看護助手という職業は知っていましたので、この病院に来た当初、介護士というのは急性期病院の看護助手のことなのかな、と思っていましたがとんでもない誤りに気づきました。少し考えれば理解できることですが、看護と介護は全く異なる職種なのです。「病気を治療していく上で何をしなければならないか？」を追求するのが看護であるならば、「より良い生活を送るにはどうすれば良いか？」を追求するのが介護です。

私は彼らと自分の違いについて考えました。医師は患者さんを診たとき、その身体の中にある疾病と相対するのです。すなわち、患者さんと会ったときから、その病気との戦が始まるのです。その病気を治療していく過程で患者さんと関わりあうことになります。介護士の場合、病気との戦いはありません。患者さん自身との関わりなのです、即ち、その患者さんを愛するところから関わりが始まるのです。

約八年前から当院に入院していた七十七歳の男性の患者の話をしましょう。彼は三十歳半ば頃より、ピック病という精神病の一種に侵され、入退院を繰り返していましたが、その暴力行為により、自宅には帰れなくなってきました。しかし、ほとんど動くことをしなかったため、廃用症候群という症状が出て、歩けなくなってしまいました。歩けないわけですから、周囲の人に直接迷惑がかかることもなくなったので、精神科に入院する必要もなく、かといって彼の奥さんは、今でいうトラウマのため、同居はできない。要するに、当院が収容施設の役割を果たしながら、入院生活を継続していました。スタッフの足音が聞こえると、どうやって呼吸をするのかな？　と思うほど布団を頭までかぶり、身体を丸めています。じっと息を潜めて、人が通り過ぎるのを待っているのです。視線など合うものなら、あっという間に布団に潜り込み、貝になってしまいます。布団から顔を出すのはスタッフがいないときと食事のときくらい。また、何か気に入らないことがあると、野獣のような形相で暴言を吐いたり、つかみかかろうとします（実際は廃用症候群のためそんなことはできないのですが）。どう考えてみてもスタッフからの嫌われ者でしかありません。嫌われ者かどうかが問題ではなく、彼には医学的管理が必要ではないので、施設への転所を考えました。

しかし、一人の介護士が言うのです。

「先生、Mさんをよその施設に移すのはやめてください。Mさんがいなくなったら、私この病院を辞めるかもしれません」

「えっ！」

私はびっくりしてしまいました。彼がこの病院からいなくなるのを喜ぶ人はいるものの、悲しむ人なんかいるはずもない、と思っていたのです。

「先生は何にも知らないのだから。Mさんってすっごく可愛いところがあるんですよ」

「えっ、いつもあんなに怒鳴り散らしているのに？　どこが可愛いのか、さっぱり理解できない」

「ほら！　これ見てくださいよ！」

彼女が取り出したのは、携帯電話でした。それを開いて待ち受け画面を私に差し出しました。その画像はなんとMさんのクローズアップでした。次の画像もその次の画像もみんなMさんの顔写真でした。

「ねえ、かわいいでしょうー？」

「どこが！　若い女の子の携帯の待ち受け画面がこんな画像とはね！　彼の写真とかあるでしょう？」

「いいえ、私にはこれが一番なんです」

「どこがそんなに可愛いの？」

「となりのベッドの患者さんと私が楽しそうに話してると焼きもちを焼くんです。布団の隙間から顔を出して、ワシはMだ！　といって自分の名前を言ってまた潜るんです。ねえ、可愛いでしょ！　やっぱり相手をして欲しいんですよ。その気持ちをうまく表現できなくて、かえって粗野な言動に出たり、閉じこもったりするんです。そんな気持ちがわかったとき、無性に可愛くなったんです。Mさんが退院しても私、病院辞めないけどお見舞いにはきっと行きます！」

事実、彼が退院した後、彼女は何度も彼を見舞いに転所先の施設を訪れているのです。ある日、あるスタッフがこんなことを言ってました。

「Mさんて、幸せだよね。T介護士さんのおかげで、病棟の人気者なんだもの。よその病院だったら絶対憎まれものだよ！」

こんな所にも天使はいるのです。

今、高齢者の急増に伴い、介護を必要とする方が増えており、介護士の需要も増えてきています。そのため多くの方がヘルパーや介護福祉士の資格を取得しようとしています。私たちの病院にも、多くの方が研修目的でやってこられます。若い女性もいます。子育てからようやく手が離れたお母さんと思われる中年のご婦人も来られます。私が驚いたのは、五十歳を越えたと思われる年配の男性もおられるのです。やはり不況が長引いていることによるのでしょうか?

この病院にももうすぐ四十歳になる介護士がいます。彼は二年前までは大企業に勤めていましたが、リストラにあいました。松江は田舎なので、なかなか次の仕事が見つかりません。介護の仕事が自分に向いているかどうか、とても不安でしたがやるしかないと決断し、思い切って転職したそうです。辛いこともあったようですがとにかく一年頑張ったそうです。その結果、介護という仕事が自分にぴったりの仕事であることに気づいたそうです。そして、「介護することが好きだ!」と感じる自分自身に驚いているそうです。患者さんとの心のつながりを実感することが、この上ないやりがいだと認識できたのです。

私が担当している病棟にも男性介護士が三名います。私を含めて四人でフォークグループを結成している仲間です。その中の一人は柔道部出身の猛者、もう一人は元ストリートシンガーでいずれも茶髪。もし彼らと面識がなくて、街でですれちがったら思わずあとずさりしてしまうかもしれない風貌です。でも三人とも本当に良い奴らなんです。本当に優しいのです。誰に対しても、心の底から優しいのです。それは後天的に獲得した優しさというより、生まれたときから持ち合わせていた賜物ではないかと思ってしまいます。彼らが患者さんのことを話すときの瞳の輝き、声の響きに優しさを感じます。

一方、私たち医師が患者のことを話すときは、先ほどの「病気との戦い」が影響しているのかもしれませんが、優しさが入り込むことはありません。よくいえば、客観的、悪くいえば冷酷とでもいうのでしょうか。これでは病気はよくなってもハッピーにはなれませんね。

これを読んでいただいているあなた！　知らない人のオムツを交換できますか？　もしあなたが女性で子育てをした経験があるのなら、その思い出が蘇ってくるはずです。オムツを開けたとき、「まあ！　こんなにウンチまみれになって！　辛かったよね、早く新しいのと交換しましょうね」と言った日のことを。決して、不潔感、嫌悪感はなかったはずです。ただただ、愛情から出た一言であったはずです。同じような感情を私は介護士のみんなを見ていて持つことがあり、その度ごとに彼らに尊敬の念を抱くのです。

入浴介助だって同じです。私も週に一回は必ず入浴介助をするのですが、私にとって決して楽しい仕事ではありません。私の病院には人工呼吸器を装着されている患者さんが絶えず六、七名はおられます。その患者さんたちにもお風呂に浸かっていただく権利はあるはずだという考えから、湯船（ハーバード浴という機械を使った入浴で横になったままで入浴できるもの）に浸かっていただいています。ただ、その患者間たちは呼吸ができませんので、医師がそのときはバッグ（アンビューバッグ）を押して人工呼吸をします。森脇先生と交代でその任務にあたっていますが、先生にとって楽しいのか楽しくないのかはわかりません。でも、介護士のみんなは本当にきれいに身体を洗い、声をかけながら患者さんにとってお風呂の時間が楽しくなるように努力しているのです。こちらは汗まみれになりながら、耳あかを懐中電灯で探したり、爪を切ったり、髪をドライヤーで乾かしたり、それは大変な仕事です。こんな彼らの献身的な努力によって療養型病院は成り立っているのです。

毎週、火曜日の午後六時、私の部屋に職員が四、五名集まります。人選は事務がします。少しでもみんなと病院に対する思いを共有しようと、短い時間ですが雑談をします。その中で多くの介護士はこう訴えます。

「病院は確かによくなった。どんどん変わっていくのがわかる。でも、悲しいことは忙しさが増すにつれ、患者さんとゆっくり話をする時間が目に見えて少なくなってきた。この時間が私にとって一番好きな時間だったのに」

この話を聞く度、私も悲しくなってきます。

患者さんの時間はゆったりと流れるべきであるが、職員の時間も同じように悠々と流れたら、病院は成り立たない。患者さんが快適に過ごしていただくためには、職員はしゃかりきになって働き、勉強しなければいけない――という持論が崩れそうになるのです。

「そんなに良い病院を創ろうってなことは考えずに、われわれもゆっくり行けば良いじゃない。そうすれば介護士さんの希望も叶えられるし、自分自身、腹を立てることもなくなるだろうし。いやいや、この厳しい医療情勢の中で生き抜いていくには、さらに良い医療とは何か？　を常に考え、実践させなければならない。休んでいる暇などあるわけがない」

こんな自問自答に明け暮れている毎日です。介護士――急性期病院にはない、あるいは必要とされない職種。私たちはこの職種を療養型病院の宝としなければならないのです。

臨床医には忘れられない患者が何人か必ずいるものです。当然、私にも何人もいるのですが、私が京都で勤務していたときの話をします。昭和六十三年の秋、私の外来に三十九歳の男性がやってきました。内科を受診した後、呼吸器科へ紹介となりました。彼は市の公務員で大柄で、かつどこか朴訥とした印象を与える人でした。胸のレントゲン写真で右上葉にかなり大きな腫瘤《しゅりゅう》陰影があり、傍には心配そうな表情を露にした奥さんが寄り添うように立っておられました。この年齢で肺がんが見つかる事はそうあるものではありません。当時、私は二年間のドイツでの手術の修行を終えて、二、三年経過していました。一目で肺がんとわかるものでした。この人は私がどんなことをしても絶対手術で治してあげよう」と、外科医の傲慢さからでしょうか、「この人は私がどんなことをしても絶対手術で治してあげよう」と、思ったことを今でも鮮烈に覚えています。

早速、入院の手続きをしていただきました。当時はがんの告知（私はこの言葉が大嫌いです）もまだまだ一般には受入れられていなかったのですが、この夫婦と最後まで戦っていこう、と決めた私は迷うことなく「肺がんです」と、はっきり説明しました。当然の事ながら、奥さんの動揺は激しく、私の説明に驚き、戸惑い、否定するのでした。キューブラ・ロスのいうように。対照的に、夫、すなわち患者本人は、動揺の色は全くといっていいほど見られず、「ああ、そうですか。しようがないですわ」と静かに答えました。

奥さんの名誉のために、付け加えますが、彼女は決してヒステリー気質であったり、女性特有の冷静さを欠いた人ではありませんでした。しかし、ご主人の今回の病気が、おそらく彼女のそれまでの生活の中で最も大きな激震であったのでしょう。入院後も、話し合いが持たれるたびに、涙々の連続でした。手術は無事終了しましたが、間もなく脳転移がみつかりました。脊髄液からがん細胞が検出されました。放射線療法、全身化学療法、抗がん剤の髄腔内注入などあらゆる治療が行われました。全脳・脊髄照射が行われ、がんの再発はそれ以後は見られませんでした。

しかし、頚髄のところで放射線の副作用が起こり、四肢の麻痺が出現しました。いわゆる寝たきり状態です。このときからこの夫婦の生活は一変しました。夫の社会復帰の希望は絶たれました。しかし、夫は今回もやはり「そうですか、しようがないですわ。またがんばります」と、まるで他人事のようにつぶやきました。決して投げやりになったり、不運を嘆くこともなく、かといって変に身構える事もなく、ごく自然に受け止めているようでした。この頃から奥さんは、以前の泣き虫ママではなく、頼りがいのある、強い妻かつ母親に変わっていきました。

以後、十三年にわたって大柄なご主人の介護の生活が始まりました。ご主人は二つ目の肺がんが左肺に発生し、平成十四年十二月十七日に亡くなりました。この間、数えきれない程のドラマが生まれ、その度ごとに、この夫婦はさらにすばらしい夫婦へと育っていきました。さらにこの両親の闘病と介護の生活を見ながら、二人の息子さんも立派な大人に成長していきました。奥さんはいつのまにか、ご主人の介護を通して、「本当の介護とは何か?」の答えを見つけ出し、今は介護士として、新たな人生を歩み始めました。「夫のための介護」から「他人である高齢者のための介護」へと変わりましたが、ご主人から教えられた「介護の心」は今も生きづいています。その奥さんから先日、手紙をいただきました。

小鯖　覚　先生

ご無沙汰しております。

先日はメールをいただき有り難うございました。デイケアに勤めるようになり、毎日、忙しい日々を送っております。こうやってゆっくり筆を執るのはとても久しぶりです。

一年三カ月前には、まだ主人はこの世にいたのですが、それからの日々は大変な毎日だったので、何故か主人は何年か前にいなくなったような遠い感覚がしていました。でも今思い出してみると、昭和六十三年十月から平成十四年十二月十七日までの事は、私の心の中にしっかりと刻まれています。

小鯖先生に初めてお会いした日の事、がんを告げられた日の事、十月三十一日の手術の日の事、脳への転移で余命を宣告された日の事、京大病院での治療で苦しんでいた主人の姿、社会復帰をして十カ月ぶりに主人が仕事へ行った日の事、歩けなくなった日の事、長かった闘病生活の日々、在宅ターミナルケアーの日々、そして十二月十七日の朝の事。

久々に思い出にひたってしまいました。辛く悲しい思い出ではなく、ひとつひとつが宝物のような気がします。その時はその時で、とっても大変な事だったはずなんですが。今となっては、岩田夫婦の大切な夫婦の歴史になりました。お世話になった、たくさんの方々のおかげと心から感謝しています。

私事の話になります。デイケアーで仕事をするようになってもうすぐ四カ月になります。

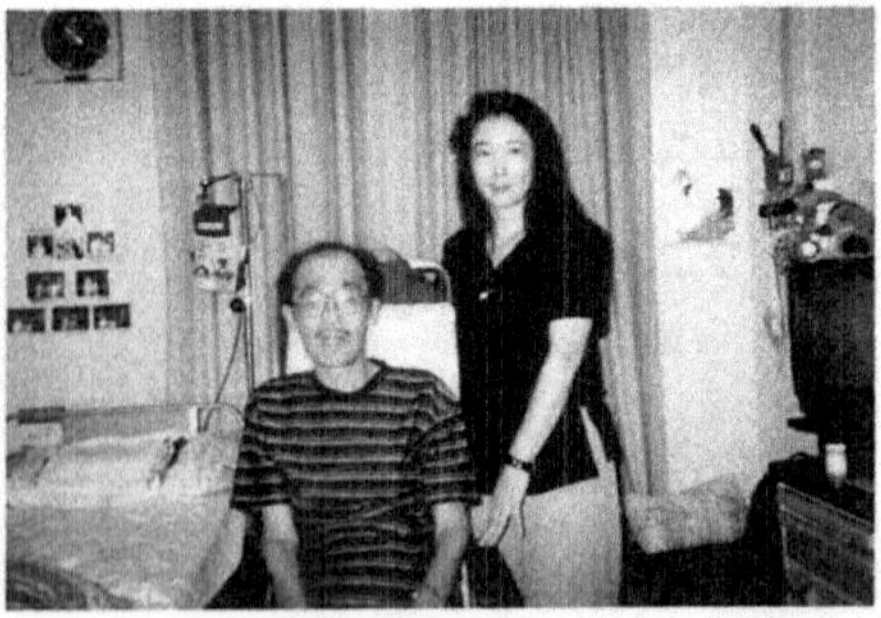

岩田夫妻：ご主人の介護を10年以上行った後、ヘルパーの資格を取得。現在、通所リハビリテーションでヘルパーとして従事しておられます。

少しは慣れてきたのですが、今だに、失敗をする事の多い毎日です。主人の介護に関しては、どんなベテランの看護婦さんにも負けない自信がありましたが、今の私は自分が情けなくなる事もしばしばです。今になって解ったのですが私は少し天然が入っているようです。親しい看護婦さんは「その天然があったからこそ、今までめげずにこられたんだよ」って慰めてくれるのですが。でも笑顔だけは絶やさず頑張っています。闘病生活で看護婦さんの笑顔に助けられた主人と私だから、笑顔は心の薬だと私は思っています。

以前、桂病院の看護学校の授業で闘病生活の話を生徒さんの前で話をした時も、「どんな治療より、看護婦さんの笑顔は患者と家族にとっては心の薬になります」なんて偉そうな事を言った事がありました。デイケアーはデイサービスと違って、少しでも機能を改善して日常生活に生かしていくことが方針のようですが、未熟な私はデイケアーへ行く事を楽しみにしていただく事をモットーに日々笑顔で頑張っています。「岩田さんの笑顔はいいな」「今度はいつ来てくれるんや?」と利用者さんに言っていただくと、頑張ろうと気合がはいります。

仕事は週に三回ですが、一週間に一回　司会があるので、ネタ作りが大変です。節分の時は大きな鬼の絵を書き、目、口、お腹に穴をあけ、目にボールが入ったら五点というようなゲームを作ったり、雛人形をトイレットペーパーの芯を使って、作ってもらおうと考えたり、紙芝居を読んだりとか、二十数年前幼稚園の先生をしていた事が、今少し役に立っています。図書館にもよく行くようになりました。インターネットで調べ物をよくするようになりました。今までの私の生活とはまるで違って、大変ですが何となく充実しているような気がします。私には、やはり介護はあっているのかも知れません。体が続くまで、頭がもつまで頑張ってみようと思います。

これからは仕事に関して　小鯖先生にはいろいろとアドバイスをいただきたいと思いますので、よろしくお願いします。岩田夫婦の事についても、よろしくお願いします。

岩田則子

介護の心、それは知識として、身体の中に取りこめるものではありません。弱い人、病の人にいかにして手を差し伸べるのか？　その答えを本能的あるいは経験として身につけている人。みんなすばらしい介護士になれるのです。

7　訪問看護の醍醐味

ある日の午後、私の部屋に訪問看護ステーションの所長が入ってきました。当院も他の療養型病院と同じく医師不足。それが訪問看護に支障を来すため、なんとか善処してもらえないか、という相談である。いつものことではありますが耳が痛いのです。「おっしゃる事はごもっともですが、もう少し頑張ってください、必ずあなたたちの時代が来ますから」と言って逃げ回っているのです。

その所長が部屋を出て行くときに、ちょっと引き止めて尋ねてみました。

「Tさん、訪問看護の醍醐味ってなんですか?」

普通、こんな事を聴かれたら、一瞬、戸惑いますよね。それが彼女は即座にこう応えました。

「それは在宅で最期をみとる事ですよ。これに尽きます。別に臨終に立ち会うという事が醍醐味ではなくて、在宅死に持っていけた、そのプロセスが大切なんですよ」

病院で死ぬ事が決して幸せな死に方ではないことを主張しながらも私自身はいつも病院で亡くなられる方を診ているのですから、いい加減なものです。

彼女たち、訪問看護や訪問介護はボランティア精神なくしてはとてもやっていけるものではありません。いつも病院の窓から、あなたたちが重いバッグを肩に掛け、軽自動車に乗って出て行く姿に、「ありがとう、ご苦労様!」と心の中では感謝しているのです。なかなか直接、感謝の言葉をかける勇気がないもので。

今後、必ず在宅死は増えてきます。その中で本当に自宅で死を迎えられて良かった、と感じていただけるようになるのにはまだまだ時間が必要かもしれません。しかし、彼女たちの取り組みは非常に先進的で積極的であると言えます。このような努力が近い将来、必ず認められ、

「在宅死が当たり前」という時代が来る、と思っています。「もう少し頑張ってください、必ずあなたたちの時代が来ますから」と、いつも同じ事を繰り返しているのはこんな理由からなのです。

所長との会話の後、彼女は再びやって来て、「先生、これを読んでください。私の所のスタッフのレポートです。よく分かっていただけると思います」と言いながら、一枚のレポートを置いていきました。皆さんも読んであげてください。

私（訪問看護ステーションのスタッフ）は訪問看護の仕事について、初めて在宅で息を引き取られるまで看護をする事ができました。今までは、悪くなられると救急車で病院に搬送したりで、自宅で亡くなられるケースに巡り会う事はありませんでした。

今回、報告する事例は、優しい家族に見守られながら、眠るように静かに一生を終えられました。今後、できるだけ多くの人が、このような在宅での臨終を迎えられるように、訪問看護を頑張っていきたいと思います。

（事例紹介）
患者：Mさん　九十五歳　女性
病名：胃潰瘍、貧血
家族構成：娘、孫夫婦、ひ孫二人の六人暮らし平成十三年一月、在宅にて穏やかに過ごしておられたが、高齢であり、主介護者の娘の介護疲れのため、介護負担の軽減目的で訪問看護の導入となる。

訪問を開始したとき、Mさんはすでに下肢の筋力の低下のため歩く事はできず、部屋の中を這いながら移動していた。排泄は部屋の中の置かれたポータブルトイレで行っていた。入浴が一番の問題であった。昔の日本家屋の作りによく見られるように、浴室に行くには、いったん土間に下りなければならず、Mさんには到底一人で行く事はできなかった。それまでは娘さんがタライにお湯をくみ、身体を流す程度の事しかできなかった。

訪問看護の最初の仕事はMさんをお風呂に入れる事であった。看護師二人でMさんを抱えたり、おんぶをして浴室まで運び、シャワー椅子で身体を洗い、浴槽にもゆっくり入っていただいた。訪問の度に、「あー、気持ちいいね。あんたたちは本当に良くしてくれるんだね。白衣の天使とはよく言ったものだね」とねぎらっていただいた。数年来、浴槽にゆっくり浸かってお風呂に入る事などなかったMさんの満面の笑顔を見たとき、訪問看護師としての醍醐味を心の底から感じるのであった。入浴介助やおんぶして庭の散歩を重ねる事によって、Mさんの私たちに対する信頼は一層強くなった。そして、しばらくの間、自宅で落ち着いた時期を穏やかに過ごす事ができた。

介護者は実の娘であり、親子ならではの話が明るく飛び交っていた。口から出る不満も明るく笑いで消されていく。同じ敷地内に住む孫一家の関係とも良好で、食事の時は母屋に全員が集まり、楽しい会話がはずんでいた。

平成十四年九月頃より、少しずつ意識レベルが低下し、一日のほとんどをベッド上で過ごすようになってきた。褥瘡《じょくそう》が発生し、そのケアに家族とともに取り組んでいったことにより、家族と訪問看護師との繋がりもより強固なものなっていった。

平成十五年になるとさらに状態は悪化していった。体位を変える時にも、頻繁に身体の痛みを訴えるようになり、「早くどこかへ逝ってしまいたい！」などとうわ言のように繰り返されるようになった。「こんなに辛かったら病院に入院させてもらおうか？」「せっかくここまで頑張ってきたのだから、最期までおばあさんを家で看てあげよう」家族の心も揺れに揺れた。

以前よりMさんは、「入院は嫌だよ！」と言われていたこと、そばにいてもそれほど大きな苦痛もないようで、訪問看護師の方も、「何かあったら、いつでも来ますよ！」と言ってくれるので、最期まで家で看てあげよう、ということになった。ある寒い日の朝、八時二十分。Mさんは家族や親戚の人たち、かかりつけ医、訪問看護師に見守られながら静かに、本当に眠るように息を引き取られた。死後の処置も娘さんたちと一緒に行い、用意されていた着物に着替えていただき、Mさん宅を後にした。

このような看とりは、数十年前までは普通に行われていた事であり、珍しい事でもなんでもないのかもしれません。しかし、こんな田舎町でもなかなか関わる事ができなくなってきました。私たち、医療従事者のできる事は医学的見地からのアドバイスや処置である。しかし、これだけでは在宅の死は決して迎えられません。介護にあたる人、あるいは仕事が忙しく直接介護ができない家族にとっても、あの訪問看護師がいてくれたら大丈夫、といった精神的支えになりえなければいけないと思います。

「私を助けてくれる人がいる。介護の辛さを和らげてくれる人がいる。そして、その人はいつでも来てくれる」

娘さんがこのように言ってくれたこと、この一言のために訪問看護師は、軽自動車で田舎道を一人で走り回っているのです。

8　訪問介護

訪問介護とは心身に障害のある方や高齢者などの家庭を訪問して、家事援助や介護をすることで、ホームヘルパーと呼ばれる各都道府県知事が指定した養成期間において一級から三級の資格を持った人が行います。当院にも訪問介護ステーションがあり、地域を飛び回っています。独居老人や高齢者のみの家庭（高齢者夫婦）が自宅で快適に生活をするにはどうしても誰かの助け（人出）が必要となることがあります。

近代的で効率性の高い施設は一見、とてもすばらしい第二の自宅のように思えますが、やはり住み慣れたわが家で残り少ない人生を過ごすことは私たちの想像する以上に強い願望です。近年、ハコモノ（施設）ばかり造ってきた福祉政策はあきらかに曲がり角に来ています。ノーマライゼーションの精神からすると当然のことですが、やはり住み慣れたわが家で過ごすこと、これが一番です。それをかなえてくれるのが訪問介護です。

大家族制が崩壊し、核家族化さらに核家族も崩壊の危機に瀕しているこの国において、障害を持った高齢者の在宅ケアをどのように支えていけばいいのでしょう? 従来は、長男の嫁が介護にあたるのが典型的な例でありましたが、そのような慣習は大家族制の崩壊とともに、消え去りつつあります。どうしても地域社会がそれを担うことになってきます。その役割を果たしているのが訪問介護です。彼女たちの献身的な仕事ぶりには驚かずにはいられません。利用者様からはさまざまな要望が出てきます。

「夕ご飯を作って欲しい」
「夜寂しいから傍にいて欲しい」
「朝一番に部屋の掃除をして欲しい」
「土曜日、日曜日に来て欲しい」

その要求は昼夜を問いません。

彼女たちはヘルパーではありますが、同時に多くは家庭を持っています。ヘルパーの仕事を真剣に行うと、自分の家庭のことなど振り返っている暇など全くありません。

「先生、今度、うちにもヘルパーさんに入ってもらおうと思

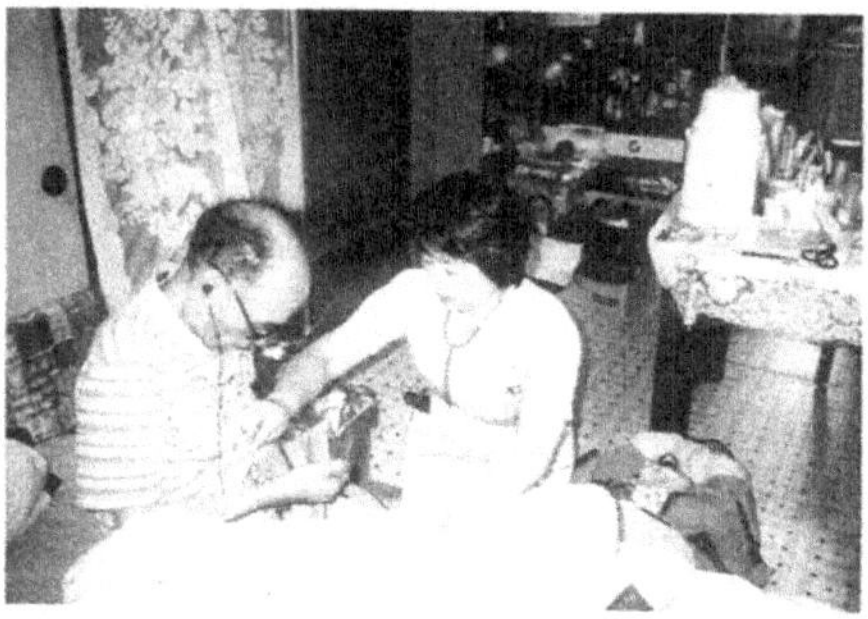

訪問看護：定期的な訪問が利用者の生活を支えている。

ってるんです。私がヘルパーの仕事で朝から晩まで家にいないので、主人に食事の準備をしあげられなくて困っているのです。冗談ですけどね」当院のヘルパーさんからの訴えです。彼女は冗談めかしていっていましたが、本当に自分の家のことはご主人の絶大な協力がなければできないことです。妻が本当にやりたいことをやっているのだから、自分も応援しようと、ご主人も思ってらっしゃるのでしょう。頭が下がる思いです。

訪問介護の一単位は一時間と決められています。しかし、一度家にお邪魔するとそう簡単に一時間できりあげて帰ってくることなど、彼女たちにはできません。一時間でできることなどほんのわずかです。食事を作って食べさせてあげると、散らかった部屋が気になります。掃除もしてあげたい。明日のために買い物もしてあげたい。ついつい、一時間が一時間半、二時間になってしまいます。かといって、二時間分の料金など請求できるはずもなく、いわゆるただ働きとなります。訪問介護は報酬が低く設定されており、収益を上げることは非常に難しいとされています。ましてや、当院のように田舎に立地していますと、移動にかかる時間もばかになりません。次の訪問するお宅が一山向こうということもあります。

収入が上がらなければ、病院から「突き上げ」があります。「どうしてこんなに収益が上がらないのか？　どんどん赤字がかさんでくると何か対策が必要になりますね」。などと嫌みの一つも聴かなければなりません。「私たちはこんなに身を粉にして働いているのにどうしてわかってくれないの？　利用者様が私たちを心待ちにしておられるのを無下になんかできない」。これが彼女たちの本音でしょう。

病院としては、「慈善事業じゃないのだから、黒字を出せ！　とは言わないまでもせめてもう少し赤字を減らせないか？」これもまた、気持ちはよく解ります。彼女たちが一心不乱に働いてなお、大赤字になるのは、誰が悪いわけじゃない。制度が悪いのでしょう。別に収益を得るために、汗水流して働いているわけじゃないけれど、あまりいい気持ちはしません。いつか近い将来、彼女たちの献身的な仕事が社会的に、もっと認知される日が来ることを願っています。

私たちの病院では、年に一回、院内研究会を行っています。各部署が一年の間に取り組んだことを全職員に発表します。それぞれ採点を上位三位まで表彰されることになっています。今年は訪問介護が第一位になりました。「人が、その人らしく生きていくための在宅支援とは何か。ホームヘルパーの役割を考える――」というタイトルでした。その発表のときは、聴衆である職員からあちらこちらで感動の涙が流れ、終わったときは拍手喝采となりました。少しその内容をお話しします。

訪問先の利用者様Sさんは七十八歳で、精神疾患の妻は長期入院中で、息子がいるものの一緒に暮らしたことはなく、ほぼ絶縁状態である。そのためSさんは長い間、一人暮らしをしている。昔は父と一緒に漁師をしていたが、父が亡くなってからは漁師を辞め、二十数年、新聞配達をしてなんとか生計を立てていた。新聞配達の永年勤続の表彰状があり、これが彼にとっての唯一の宝物で、盆の中に大切に保管している。

住宅環境は、外見からはとてもこんな所に人が住んでいるとは思えないほどの荒れようであった。中に入ると、さらに荒れ放題の状態で、よくいわれる「ゴミ屋敷」そのものであった。その一角に、綿がとび出した真っ黒に汚れた布団が電気こたつにかけてあり、敷き布団とともに敷きっぱなしになっていた。部屋の中は足の踏み場もなく、食べ残した残骸が部屋中溢れており、小バエの大群とネズミの運動会がくりひろげられていた。風呂には入っていると言われるが、その形跡は全くなし。テレビ、ラジオはない。

こんな状態で近所の人たちからの苦情が民生委員をとおして町の役場に届けられた。町の社協（社会福祉協議会）からヘルパーが派遣された。すると、「ヘルパーに金を盗まれた」、「ヘルパーはやかましく説教じみたことばかり言って、その態度が気に入らない！」などと言って、訪問を拒否。家の前にバリケードを築いて、ヘルパー訪問拒否の張り紙を貼付けた。彼は大工仕事が好きであった。

こんなことがあってヘルパーの訪問は中止され、彼は自分で買い物をして生活していたが、炊飯ジャーも壊れ、ご飯も炊けない状態となった。再三、役場や民生委員を訪れ、もう一人での生活ができないからなんとかして欲しい旨を伝えた。施設入所の提案がされたが、拒否。役場としてもどうもしてあげられない状況となった。この時点で、当院の訪問介護に話が来た。

当院には「ヘルパーの鏡」とよばれる職員がいます。以前は看護師をしていましたが、ヘルパーという仕事に魅力を感じ、彼女の生活の大部分をこの仕事に注ぎ込んでいます。彼女は最初にSさん宅を訪問したとき、話もそこそこにまず、部屋の大掃除を始めました。カビだらけの調理器具や流し台の掃除、散乱したゴミの処理、小バエの大群の駆除、ねずみ取り。全くの

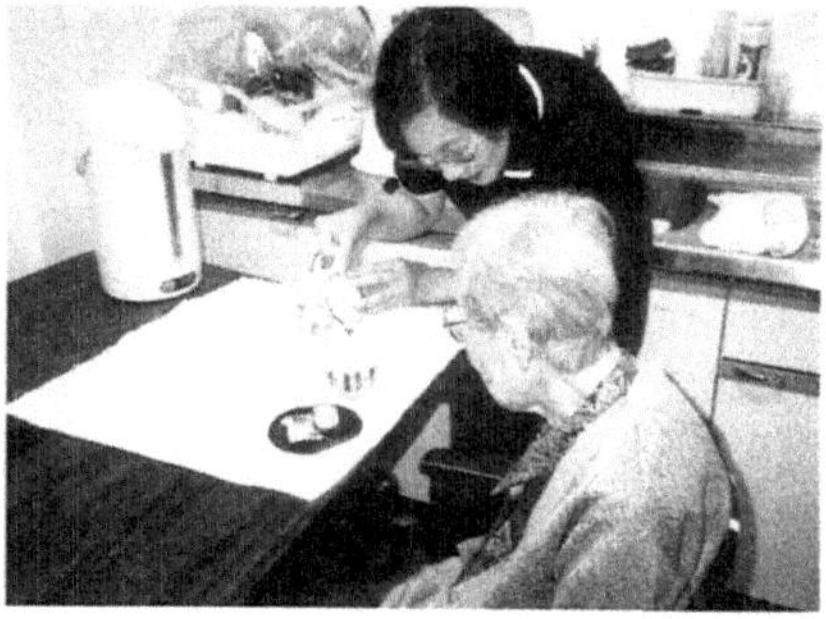

訪問介護（生活援助）

ボランティアです。金銭トラブルを避けるため、食材などの買い物はメモをわたして、Sさん自身に買ってきてもらうようにしました。掃除の際も、勝手に物を移動するのは不信感を持たれる恐れがあるため、必ず確認するようにしました。押しつけの訪問にならないように細心の注意を払った。

それでも最初の頃は、民生委員宅をしばしば訪れ、ヘルパーへの不満を訴えられていました。しかし、それ以上の妨害はなく、少しずつヘルパーの訪問を受け入れるようになってきました。訪問介護を初めて半年近く経過した頃から、自分の悩みなどもヘルパーに打ち明けるようになってきた。「今後、自分が動けなくなったらどうしよう？　それを考えると不安になり、寂しい気持ちにもなる」と訴えるようになりました。このことを契機に、デイケアなどのサービスを開始するようになりました。みんなでおいしい食事をして、お風呂に入り、会話して楽しい時を過ごす。このような楽しさをSさんにも体験してもらおうと考えました。

しかし、本来、人との関わりあいをあまり求めないSさんにとって、デイケアはそれほど興味をひくものではなかったようで、わずか二回の参加で終わってしまいました。その後訪問介護は継続して続けられ、徐々に生活も整ってきました。しかし、夜になると変な男が出てきて自分を脅迫する、といった妄想が出てきました。そこで、ショートステイといった短期間（二、三日）施設に泊まってもらい、様子を見ることになりました。しかし、「あんな所はだめだ。自由に歩き回れないし、食事も合わない」このプランも失敗に終わりました。そして一言、「自分の家があるのに、自分の家に自由に出入りできないなんてことはいやだ！」

私たちは一人で生活することが大変なら、デイケアやショートステイを使いながら過ごすことがより快適な暮らしになると考えていますが、それが大変な誤りであったことに気づきました。少なくとも、Sさんにとっては、たとえ辛くても住み慣れた家で誰にも束縛されない自由な暮らし。これがSさんにとって最もかけがえのない大切なものだったのです。

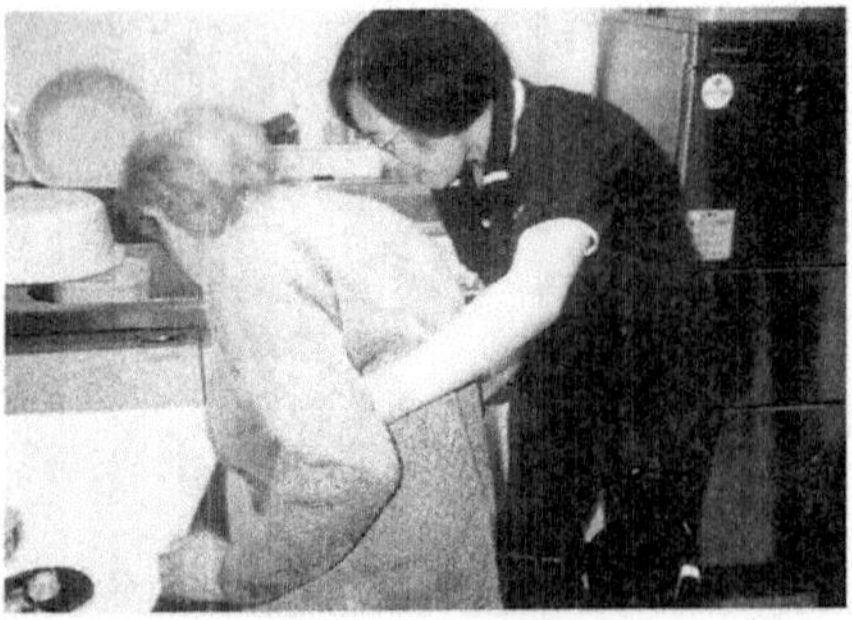
訪問介護（身体援助）

以後、彼の希望を尊重し、自由な暮らしが少しでも長く続けられるように、見守り、援助することを目標として訪問介護を続けました。

このようなアプローチが間違いでなかったことを証明してくれたできごとがありました。Sさんが八十歳の誕生日を当院の三名のヘルパーと一緒に祝いました。「長生きできますように！」と言いながらろうそくの火を消す姿を見て、初めて心から楽しそうな表情をされました。三名のヘルパーはそれぞれ感動の涙を流したことは言うまでもありません。自分たちの二年にわたるSさんへの介護が報われたのです。

誕生会の翌日、「みんなが来てくれても座れるようにと、家の中を掃除しておいたよ！　でも、おかげで腰痛になってしまったけどね」と言われました。しかし、訪問介護に入って、自発的に家の中を片付けられたのは初めてのことでした。ヘルパーはSさんの心を開くのになんと二年の月日を要したことになります。

人は誰でも、いい面と悪い面を持っています。Sさんは今まで他人が信じられなくて、あるいは人は自分を分かってくれないものだ、という先入観で、警戒心とか不信感を全面に押し出して、すなわち悪い面で他人と接してきたのでしょう。しかし、「本当の自分はこんなのじゃなくて、もっと他人にも優しくって、思いやりのある人間だ」と思っていたはずです。ただ、不幸にも、その優しさを示す相手が見つからなかっただけなのです。それが今回、自分の生き方を理解してくれる人（ヘルパー）が現れて、やっと本当の自分を取り戻せたのではないでしょうか。

ヘルパーって職業、すばらしいですね、

9　MSW

最近、病院には必ず医療相談室とか地域連携室とか医療社会事業部とか単なる相談室とかの名称の部門が、多くは病院の玄関の近くに設置されています。そこにはＭＳＷ(医療相談員)と呼ばれる職種のスタッフが働いています。急性期病院ではこの部署を利用する方は一部の患者、家族さんに限られるかもしれません。しかし、当院のような療養型病院では、入院される全ての方が利用されることになります。

まず、入院時。この病院が患者さん、ご家族にとって、長期療養を行うのにふさわしいところか、あるいは入院を希望されている患者さんの病状が病院の機能にあっているかどうか、などについて話し合いが持たれます。急性期病院は入院期間が短く、医療が主体となりますが、長期療養型病院では医療だけでなく、ある意味生活の場でもあるわけで、よりアメニティー（快適性）も重視されます。また、あくまでも病院ですので、医療が終了あるいは軽減すれば退院していただかなくてはいけません。今までの老人病院はこの行為を怠ってきたために、いわゆる老人ホームとの区別が曖昧になり、多くの誤解を招くようになってきたのです。相談部の仕事の中で、この誤解を患者さん・ご家族に説かなければなりません。その説明の仕方が高圧的であったり、不正確であったりすると、患者さん側に「追い出され症候群」が発生してしまいます。そのため、相談員として備えていなければいけない特質として、聞き上手であること、相手に不快な印象を与えないこと、解りやすい説明ができること、いろい

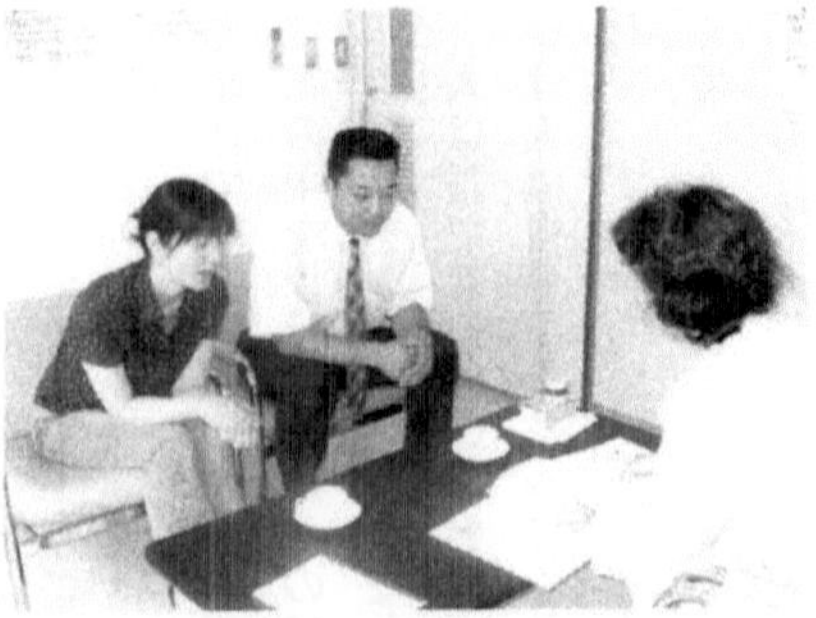

患者家族との相談業務は、相談部の中でも最も重要な仕事の一つです。

ろな状況に柔軟に対処できること、などがあげられます。

ケアマネージャーが「介護保険受給者やそのご家族の有能な代弁者」であらねばならないとすると、相談員は「病院側の有能かつ良識ある代弁者」でなければならないと考えています。病院側の代弁者として、病院が患者さん個人に対して何ができるか、何ができないか、患者さん側の希望とどのようなギャップがあるか？　それを解決する方法はあるのか？　などについて、優しさや良識を持って伝えていただきたいと考えます。

相談部の仕事内容ってどんなものがあるのでしょう。私も正確には把握していないところもあり、ある日、相談員のひとりに尋ねてみました。

「そんなこと急に言われても分かりません。今まで数えたことなんて無いですもの」

と言いながら、指折り数え始めましたが、二十三項目を数えたところで、

「ああ、もう分からなくなってしまいました。一度まとめてからまた報告します」

と言って、逃げていってしまいました。二日後、相談部から以下のようなメールが届きました。

小鯖院長へ
あれから相談部に帰って、みんなで私たちの活動内容について話し合いました。私たちの仕事って意外にたくさんあることに気づきました。毎日、その日の業務を消化するのに精一杯で、先生が「相談員としての喜びは？」と尋ねられても、そんな喜びを感じている余裕なんかまだありません。もう少し、経験を積んで、余裕ができたら、お話しできるようになると思います。

もう少し待ってください。

医療相談部　蔭山、小林、城代

○医療相談部の活動内容

一　活動

一－一　療養型病院と医療相談部

・鹿島病院は病院の機能から分類すると療養型の病院です。
・入院患者のほとんどが後期高齢者です。
・高齢者の長期入院は、患者だけの問題でなく家族の問題でもあり、患者、家族との相談は欠かせません。
・多様な疾患を併発していることも多く、関連医療機関との協調した対応も不可欠です。
・退院をめざした活動では、福祉機関や行政との協働も必要となります。
・当院の医療相談部は、これらの諸活動を行うための部署です。
・時には、他の病院で受け入れてもらえなかった重症患者、施設への受入が難しい感染症の患者、家族や身寄りのない患者の入院希望があったりします。
・相談員はそんなとき、家庭訪問をしたり、公的な援助が受けられるよう役所とかけあったりと走り回っています。

一―二　活動の内容

・医療相談部の活動を大きく区分すると、以下の六つにまとめられます。

・(一)患者・患者家族との相談、家庭訪問

・(二)地域の行政機関、関連医療機関との連絡調整

・(三)病院内各部署の連絡調整

・(四)介護保険適用患者のケアマネジメント

・(五)病院内ベッドコントロール

※(一)の相談には、療養中の心理的・社会的問題の相談、退院についての相談、社会復帰についての相談、受診についての相談、経済的問題についての相談などが含まれます。

一―三　活動を時間の流れで見てみると

(一)入院までの活動

・他の医療機関・福祉施設・患者家族からの入院希望についての依頼

・家族との入院受付面談

・患者の病状等について、医療機関・自宅に出向いての調査

・院内各スタッフを交えての会議による入院判定会

(二)入院中の活動

・患者家族を交えた入院時カンファレンスでの家族の希望の把握・治療方針の確認

・介護保険適用患者についてのケアプランの作成と相談
・入院中常時、患者・患者家族からの相談依頼への対応
・患者ごとに、患者家族を交えた定期的カンファレンスの実施と相談への対応

（三）退院をめざした活動
・在宅療養希望家族について、家庭訪問、家族・在宅ケアマネージャーとの連絡。
・病院周辺地域住民の在宅療養希望者については、在宅介護支援センターへの紹介
・福祉施設入所希望者について、家族への情報提供、施設への紹介。

二　相談活動のやりがい

二－一　患者の幸せ

・長い間のパーキンソン病と痴呆症状で精神病院へ入院されていた患者さんが、「ほとんど発語もなく、意思疎通もできるかどうかはっきりしません」という紹介をもとに入院されました。意思疎通はやはりだめかという思いもあったのですが、「こんにちはわかりますか？」という何人ものスタッフの何度もの呼びかけに、わずかに「はい」と返事をされました。これには、スタッフも家族の方々も驚いてしまいました。今では、リハビリのスタッフとリクライニングの車椅子にのって、院内を散歩している患者さんを見かけます。
・先入観なく患者に接することがどれほど重要かをわからせてくれた事例です。病院のすべてのスタッフが願うことは患者の幸せに他なりませんが、患者の本当の思いを

探り出せるとき、相談員はとてもうれしく感じるものです。

二－二　家族の安心

・活動が家族の安心につながった例

・重度意識障害で人工呼吸器を装着している患者さんを何十年もの長期にわたって自宅で介護されていたご家族が入院希望相談にこられました。ずっと自宅で看ていきたいのだけれど高齢になられ、精神的体力的に不安であるということでした。今は特殊疾患病棟へ入院されの入院と在宅を調整しながらすごしておられます。

・相談員は、患者だけでなく患者の家族の方々が少しでも安心される状況になられたとき、とてもうれしく感じるものです。

二－三　スタッフの協調

・活動によってスタッフ間の連携が取れうまくいった例

・医療相談部は病院のベッドコントロールの役割も担っています。病院には入院したい患者さんがたくさんいます。それらの方々を判定会通過後「待機の順番」に入っていただき退院患者された方の後に希望の方々に入院していただくわけです。

・病院のスタッフにはさまざまな立場の方がおられます。医師や看護師は、まず入院された各患者さんへのしっかりした治療について考えます。事務職員はそれだけでなく病院経営ということも重要だと考えます。そして相談員は患者さんや家族、他病院のニーズに受ける立場であるため、そういうことを中心に考える傾向があります。

・しかしながら病院各スタッフの思いは、患者が幸せであり、家族が安心できるような治療を行える病院がながく存在し、患者や家族や地域の人々に役立つことで共通しています。
・病院内のスタッフの連携がうまく進み、各スタッフの協調のもと上手なベッドコントロールができるとき、相談員はとてもうれしく思います。

二－四　他の医療機関との協働

・活動によって他の医療機関との連携がとれ協働できた例
・鹿島病院への入院患者さんは8割以上が急性期の病院からの紹介で入院してこられます。
・医療相談部では地域の医療機関の担当者を交えて、交流会をしています。先日行われた急性期の病院との交流会では、両病院の機能の説明、要望、今後の関係作りについて話し合う機会となりました。
・こうした会合で、他病院の方々から率直な意見が聞け、新たなネットワークが築けると感じるとき、相談員はとてもうれしく思います。

10　病院を変えるのは若い力

私たちの病院には十八名のリハビリスタッフがいます。リハビリテーションといっても今は理学療法、作業療法、言語聴覚療法の三部門に分かれており、それぞれが異なった手法で障害された機能の改善や維持に努めています。つい三年前までは、当院のリハビリスタッフはわずか三名でした。それが時代の要請というのでしょうか、流れとでもいうのでしょうか、あっという間に現在の人数になってきました。普通十八名も人が集まるとチームワークが乱れたり、人間関係のトラブルなども生じてきても決しておかしくありません。しかし、彼らの中にはそのようなことは微塵もないのです。

彼らの年齢は二十二歳から二十八歳で、全員二十歳代です。もちろん、絶対的なリーダーがいるわけではありません。みんな同世代ですから、療法士として、熟練の域に達しているものもなく、試行錯誤を繰り返しながら、夜遅くまで勉強会を開きながら、自分たちの足らない部分を補っているのです。もちろん、定期的に大学から講師を招いたり、頻回に講習会に参加したりしています。リハビリ科をまとめているのは経験豊富なリハビリテーション医ですが、実際、若いリハスタッフが病棟内を駆け回っているのです。

リハビリスタッフが病棟に駆け回ることによって病院は変わってきました。今までベッドの上でしか生活してこなかった患者さんが、車椅子にのり、自分で動き始めたのです。「リハビリはセラピスト（療法士）だけがするのではない。病棟スタッフも一緒になって生活の中に取り入れて初めて効果が出る」と、若い彼らは言い続けました。

病棟の年配のスタッフにしてみれば、自分の娘くらいのものから説教されて、気持ちのいいものではありません。あからさまに反対されたこともあったようです。それでも彼らはくじけ

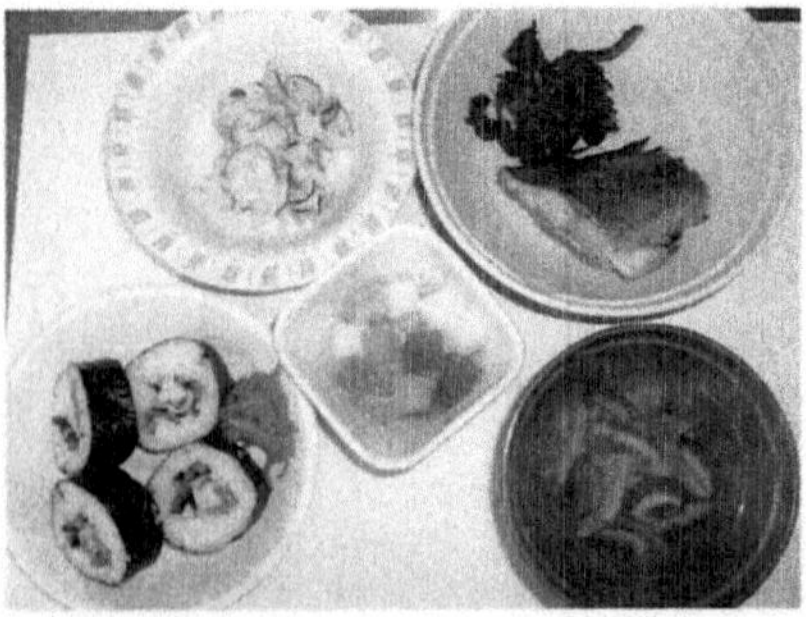

食事は療養型病院の患者さんにとっては非常に大切な役割を果たす．栄養面だけでなく、味覚的、視覚的にも工夫が必要である。

ませんでした。何度も言い続け、あの手この手でリハビリの輪を広げていきました。そうです。若いスタッフが病院を変えるのです。

　ある日、若い栄養士が私のところにやってきて、「先生、板前さんを雇ってください！　いつもおいしそうな食事を作れ！　って言われますが、私たちは栄養のバランスや献立を考えるのが仕事です。見栄えのいい食事の作り方は大学でも習っていません。それは板前さんの仕事です」と訴えてきました。この話を聞いて、「一体何を考えているのか！」と思いましたが、よく考えると彼女の意見は筋が通っているのです。

　私たちは栄養のプロ、料理のプロである板前さんと共同して病院食を作れば、おいしくって、栄養バランスのとれたすばらしい病院食が出来上がるのではないか？　その通りかもしれませんね。でも、私の病院では新たに板前さんを雇うほどの経済的余裕などありません。栄養士や調理員が知恵を出し合い、工夫することによって、さらに良い食事を作って欲しい、とお願いしました。

　この頃から、栄養士はいろいろな取り組みを始めるようになりました。手作りのおやつ作り、誕生会、季節の行事毎の特別食、経管栄養（胃管、胃瘻、腸瘻からのチューブ栄養）の工夫など、屋台を作って皆様から好評を得ました。真夏にはかき氷も作りました。これらの工夫やアイデアは若い栄養士たちが自分で考え実践してきたのです。ほんの二、三年前まではチューブ栄養といえば、一種類で皆同じカロリーに調整されていました。それがあっという間に、どうすれば患者さんに喜んでいただける食事が提供できるか？ と考える集団に一変したのです。そうです、若いスタッフが病院を変えるのです。

一方で若いスタッフには経験がありません。でもこの時代ですから、情報は豊富です。先進的な試みを行っている情報はすぐに入ってきます。その情報から自分たちに何ができるか？ 何をしなければいけないかを前向きに取り組んでいくことができるのは若者の特権です。私たち、いわゆる経営側はそれを達成していく上で良い環境を提供したり、方向付けしたりしさえすれば良いのです。

「老人病院にいって主治医の先生と話をしたけど、すっかりボケていて、あなたが患者として入院した方が良いですよ。とよほど言ってやろうかと思った」という笑い話を聞くことがあります。高齢の医師がだめです、といっているのではありません。経験や知識が病院を変えるのではありません。情熱が変えるのです。私の尊敬する老人医療の医師が下関におられます。私よりはるかに年長でいらっしゃいますが、その眼差し、表情などから老人医療に対する情熱がほとばしっています。ただ、現実問題として老人病院に勤務する高齢の医師がみんな情熱をもって仕事をしているのか大いに疑問です。

「私は若い頃には何千例の手術をしたんだ！」とか「こうみえても糖尿病では一目置かれてい

たんだぞ！」と、過去の遺産をひきずりながら老人医療をされている方がたくさんおられるのです。このような人たちが病院を変えられるとははなはだ疑問です。

若い力が病院を変えるのです。でも、老兵は消え去る必要はありません。

イニシャティブを彼らに預けさえすれば。

第六章　老人病院の見分け方

森脇先生

介護保険が始まって、老人病院は長期療養型病院という名称に変わりました。平成十八年には医療保険、介護保険の報酬が大幅に改定される予定です。改定の度に、私たちは、「どうすれば生き残れるか？」と考え、右往左往するわけですが、もうこんなことは止めにしようと思います。

そんなことより、「どうすればさらに良い病院になるか？」という問題を追及していくことが大切だと感じています。「良い病院」はどんなに社会に変革が起きても、生き残っていけるはずです。人類から全ての疾病が追放される日が訪れるまでは。

小鯖　覚

小鯖先生

本当の意味での「良い病院」というのは時代に沿って患者さんや職員の声を聞き入れ、変わることが出来る病院なのでしょうね。制度、保険の報酬に照らし合わせての適切な改革は必要なことではありますが、それだけでは誰もついて行けません。

自分たちがどういう人達を対象にしてどういうサービスを提供して行くのか、そのポリシーがはっきりしていれば自分たちの出来ること、出来ないこと、すべきことが見えてくるのでしょうし、「良い病院」が生き残り地域に根ざして行くことが、その地域の患者さんへの利益にもつながるはずです。

病院に限らず、これからの時代、相手の心を大切にして、聞く耳を持たなければ生きて行けない、そんな素敵な時代が待っているのかもしれませんよ。

森脇　里香

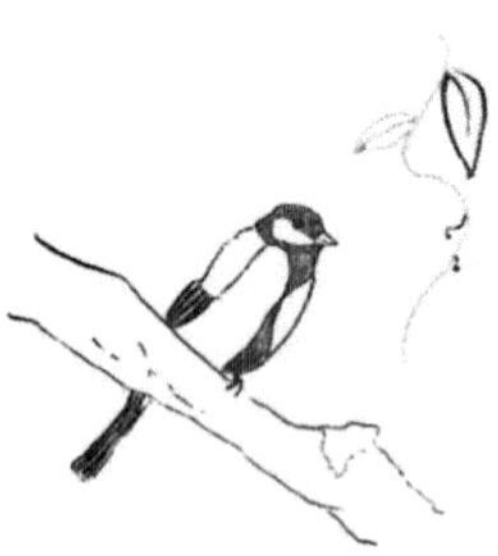

1　老人病院のなすべきこと

平成十八年には、医療保険制度と介護保険制度が同時に改正されます。老人の医療・介護で今、最も問題となっていることは、医療と介護の区別が非常に曖昧になっている点です。実際、現場で働いていて感じることは、どこまでが医療で、どこからが介護なのか全くわからない、ということです。私の病院には、医療保険適用の病棟と介護保険適用の病棟があります。それでは二種類の病棟に入院・入所（介護保険下では入院ではなく入所といいます）されている方の間に、医療・介護において大きな差があるのか？　というと全ての入院患者に当てはまるわけではないのですが、差のない人たちがいます。

統計上から見ると、介護保険で入所されている患者さんの方が、医療依存度が高いという結果が出ているのです。元来、医療病棟は医療依存度の高い患者さんが入院し、介護の必要性の高い人が介護病棟に入所することになっていますが、反対の現象が現れているのです。これは介護保険と医療保険による入院診療費の決め方に統一性がないことによります。その根拠を詳しくお話しするつもりはありませんが、この矛盾は間もなく、解消されるでしょう。

いずれにしても、平成十八年以降、療養型病院はその経営がさらに困難になっていきます。わかりやすく言えば、「質の高い医療を行わなければ、厚生労働省は病院として認めない」ということになるでしょう。いわゆる老人ホームと同じことをしていれば、老人ホームと同じしか報酬は与えない！　というシステムに変わっていくのではないでしょうか？　療養型病院として、特色を出さなければならなくなってきたわけです。

では、その特色とは何でしょう？

（一）　特殊疾患療養病棟

この病棟に入院する患者さんは、重度意識障害、脊髄損傷、神経難病、筋ジストロフィーの患者さんと決められています。これらの病気に罹患している患者さんの予後は、極めて厳しく、医療・看護・介護の必要性も高く、在宅で家族が中心となって看ていくことは困難であり、入院を継続せざるを得ないと考えられます。中には、レスピレーター（人工呼吸器）や人工透析をしないと生きられない患者さんもおられます。療養型病院でなければ対応できない患者さんたちです。

（二）　リハビリ病棟

脳卒中や整形外科的疾患で急性期病院で治療・リハビリを行ったものの、自宅に直接帰るのは、問題があり、さらに療養型病院でハビリを続けることによって、在宅復帰を目指す、という明確な目的がある場合。この場合、入院期間はある程度制限されてもよいでしょう。

（三）　緩和ケア病棟

いわゆるターミナルケアを行う病棟です。本来のターミナルケアとは、がん末期のケアを指しますが、療養型病院では、もう少し範囲を広げても良いのではないかと考えています。すなわち、「人生のターミナルケア」という考え方です。これには老衰という概念が入ってきます。別にがんなどの進行性の病気があるわけではないが、食事も喉を通らなくなり、次第に全身の衰弱が進んできて、死期が近いことは明らかで、家族は積極的な治療は望まず、静かに、苦痛なく逝かせてあげたい、と考えた場合、急性期病院は決してその希望を叶えてくれるところではありません。

本当は永年住み慣れた自宅で最後を迎えさせてあげたいけれど、家庭の事情や看護・介護に対して不安が強い。このような場合、療養型病院は適切な環境や医療・介護を提供できるのではないでしょうか?

(四) 在宅介護サービスの中核としての働き

在宅で療養を続けておられるお年寄りやその介護者であるご家族が安心して、在宅生活を送るための支援機関として、療養型病院がその機能を発揮することは、極めて重要なことです。在宅での療養で最も不安なことは、医療上の問題です。

「食事が入らないけど大丈夫か?」
「熱が続いているけどどうしたらいいだろう?」
「どうもおしっこの量が減ってきたような気がする」

こんな疑問に速やかに対応し、適切な処置や治療を行っていく。気軽に往診を頼めたり、短期間でも経過観察のために入院させてもらえたら、介護者の精神的負担はずっと軽くなります。このような地域の方との連携を強めていくことが大切なことではないでしょうか?

上記の四項目はいずれも地域でなくてはならない役割であり、その他の医療機関や施設では簡単になしえることではありません。「あってもなくてもどちらでもいいもの」は必ず消え去ります。「なくてはならないもの」は生き続けるのです。

絶えず、社会の情勢を良く観察し、「われわれにできることは何か? われわれは今何をしなければならいか?」を考えながら、時代や地域の要請に応えていかなければなりません。トヨタカローラが絶えず、モデルチェンジを繰り返しながら、「昔からちっとも変わらないカローラ」と言われながらも、売り上げNo・1を何十年も保ち続けるように。

2　老人病院それとも療養型病院?

今後、長期療養型病院はすべて介護保険下で運営される可能性が示唆されています。現在、療養型病院は医療保険でも介護保険でも、どちらを選択しても良い制度になっています。その選択は各病院に任されています。当院にも医療病棟もあれば介護保険病棟もあり、院内では患者さんの医療依存度によって入院する病棟を決めています。簡単に言えば、医療が主体となる方は、医療病棟、介護が中心となる方は介護病棟に入っていただきます。しかし、いつも容易に振り分けができるわけではありません。同じ患者さんでも、医療が優先する時もあれば、介護が重視される時もあります。

国の調査では、介護病棟に入院している利用者（患者）さんの方が、医療病棟の患者さんより、医療依存度が高い、という皮肉な、そして明らかに矛盾する結果が出ています。

以上のような根拠で、介護保険に統一するというのは説得力があり、いいことかもしれません。ただ、現場サイドして困ることがあります。それは、六十五歳以下の患者さんをどうするか？　ということです。

私の担当している「特殊疾患療養病棟」は六十五歳以下の患者さんも入院されています。この病棟は六十床あり、常時十二〜十四名の方が六十五歳以下です。交通事故で脳死状態になり、人工呼吸器から離れられない二十歳の女性、出産時に不整脈のため心停止となり、意識が戻らない三十五歳の女性、インフルエンザのあと、脳炎となり、重度意識障害が持続している三十八歳の男性、自殺企図で一命をとりとめるも、人工呼吸器装着中の三十九歳の女性などです。このような方は、急性期病院では、これ以上治療を続けても改善しないと判断された瞬間から、はっきり言って、「厄介者」になってしまいます。でも、在宅で見ることは多くの場合、不可能に近いことです。私たちのような病院で医学的管理を続けることが最適だと考えています。それが、介護保険になったらどうするのでしょう？　おそらく特例として、認められるとは思いますが。

当院は確かに、療養型の病院ですが、医療や医学的管理を重視して行くと、六十五歳の壁をしばしば越えることになります。ようするに「老人病院」ではなくなるのです。別に老人病院と言う名称が気に入らないわけではありません。かえって老人病院と言う名称が気に入っているくらいです。しかし、二割が六十五歳以下の病棟を老人病棟と呼べるのでしょうか？　急性期病院でも六十五歳以上が七割、八割を占める所はいくらでもあります。やはり、名称は長期療養型病院が妥当なのでしょう。

しかし、一般の方は、「療養型病院」といってもほとんどの方は、理解していただけないのが現状です。

「療養型病院ってなんのことですか？」

「老人病院のことです」

「なんだ、そうなんですか。それならそうと老人病院って言ってもらったらすぐにわかるのに」

こんな会話が聞こえてきそうです。療養型病院が世間に認知された時、老人病院は死語になっていくでしょう。

介護というとその多くは自分の両親であったり、嫁ぎ先の義父母であったりすることが多いものです。ところが、その介護の対象がわが子であったらどうでしょう？

Kさんという四十歳になる男性がいます。彼は二十歳の時、原因不明の脳幹部の脳炎に罹患し、以後、重度の意識障害の状態になり、現在まで続いています。何度も入退院を繰り返しながらもお母さんは在宅で介護を続けて来られました。病気にかかる、半年前頃に彼女ができ、両親もこの娘が嫁に来てくれたらいいなあ、と思っていたそうです。ある意味、幸せの時代に急にどん底に突き落とされてしまいました。

彼女はとても気だてが良く、仕事が終われば、いつも病院にやってきて、深夜近くまで付き添ってくれたそうです。しかし、時が流れてもKさんの意識は全く戻らず、Kさんのご両親は、その彼女にKさんのことをあきらめてくれるように頼んだそうです。本心は他の所にあったはずですが、彼女の将来を考えるとそうする以外に方法はなかったのです。

それからも月日は流れ、父は他界し、姉は嫁ぎ、お母さんとKさんだけになってしまいました。それでも母は、「いつか息子は意識が戻る、そうしたら今までのことを全部話してあげよう」という気持ちで、介護一筋に頑張って来られました。自宅にはKさん専用の部屋があります。それは病院の設備をも上回るほどです。気管切開がされており、その吸引用の機器、酸素濃縮器、ベッドや床、壁は実に明るく工夫されています。大きな窓からは遠くに宍道湖が見渡せ、病院なら特別料金が十分徴収できます。すぐに痰がたまるので、一、二時間置きには吸引が必要です。それも一日二十四時間、休みなしです。一体、お母さんは熟睡をしたことがあるのだろうか？　と考えてしまいます。

しかし、そのお母さんも寄る年波には勝てず、最近、疲労や腰痛、糖尿病、持病の肝臓も悪化し、毎日の介護が難しくなってきました。しかし、気管切開をしている方は、なかなか施設にも入れません。「家で看ていた人がどうして施設に入れないのか？」怒りん坊の私は、憤慨してしまいました。「こんなにがんばって介護をしてこられたのに、どうして誰も救いの手を差しのべないのか？　もういい！　うちの病院に来てもらおう」ということになりました。

自宅から三〇キロメートルも離れており、お母さんは運転ができないので、通うのが大変でしたが、これしか方法がありません。かかりつけ医や町の社会福祉協議会なども全面的なバックアップ体制のもと、転院となりました。ただ、お母さんはまだ全く息子の世話をできないわけではないので、二週間は病院、次の二週間は自宅でというパターンを繰り返し、できるだけ負担がかからないように、かつ息子を介護する、という生きがいをなくさないようにしました。

さて、入院された後、一度、呼吸機能を調べてみようと言うことになり、少し検査を行いました。すると立派な呼吸不全になっており、自分の呼吸だけではとてもこれから生きていけないことがわかりました。換気量が極端に少なくなっているのです。これは両側の横隔神経麻痺に加え、胸膜炎を繰り返してきた結果でした。「そう言えば、家にいるとき何度か急に呼吸をしなくなってもう死んでしまう！　と思ったことがありました。もうあんなことは懲り懲りです。毎日、夜になったら心配で、今夜も呼吸が止まるのではないかと思うとおちおち寝てもいられません。そんなことになったら自分が息子を殺してしまった、と思うでしょうね」。

そこで、在宅人工呼吸の導入を提案しました。病棟にはすでに人工呼吸器を装着されている患者さんがおられましたので、お母さんに実際のところを見ていただきました。

「あんな器械が家の中に入ってきて、二十四時間動き詰めなんて考えられません。とても私には無理です」

「人工呼吸器はお母さんの介護を難しくするんじゃないんです。身体的だけじゃなくて精神的にも楽になるんですよ。これをつけたら、以前のように痰が詰まって死にそうになったりすることはまず、ありません。Kさんもずっと楽になるはずです。だから、家で呼吸器がしっかり管理できるように一緒に勉強しましょう。宍道町の津森看護師さんたちやかかりつけの坪内先生もみんなで応援しますから」

このようなやりとりを繰り返しながら、徐々にお母さんは私の提案を理解され始めました。そして、最後に「息子より先に逝くわけにはいかないけど、先に逝かれるのもつらい。今はとにかく生きていて欲しい」という気持ちから、在宅人工呼吸に向けてお母さんのトレーニングが始まりました。痰の吸引は今までもされていたので、問題はありません。最近の在宅用の人工呼吸器は非常に性能が良くなり、介護者は電気のコンセントがはずれたり、呼吸器の管を患者さんに付け忘れさえしなければ、ほとんど触れる必要がありません。何かあれば設定したアラームが異常を知らせてくれます。最悪の場合を想定して、アンビューバッグの扱い方は徹底して指導しました。

「いいですか？　停電になっても、この器械は三十分から一時間はバッテリーで動きますからあわてなくていいです。まず、携帯電話で津森さんを呼んでください。私にも連絡してください。私はここに来るのに一時間近くかかりますが必ず来ますから。次にこのバッグで息子さんの気管に息を吹き込んであげるのです。いいですか？　はい、押して！　もっとやさしくていいんですよ。はい、ゆっくり五つ数えて、五つ目に、はい、押して。そうです。そうです。その調子です」

また、こんなトレーニングを行いました。「今夜は病院に泊まってもらって、仮想在宅人工呼吸器介護体験をしましょう」とか言って、とにかく器械に慣れていただくようにしました。このような学習の後、退院の日を迎えました。宍道町から大勢の人がお迎えに来られました。私たち病院スタッフも連れ立って退院となりました。

久しぶりのわが家に、Kさんもどこか安堵の表情が伺えます。人工呼吸器の業者の方たちも待機しておられ、さすがのKさんの自宅病室も人で溢れかえるような状況になってしまいました。全ての機器、器具を使いやすいようにセットし、私たちはKさんの家を後にしました。翌朝、Kさん宅に電話を入れ、無事に一夜が明けたことを確認しました。お母さんの「何とかやっていけそうです。ありがとうございました」という声を聞き、安心しました。

その夜のことです。その日はあいにくの雨でした。午後八時半頃、帰宅しようと病院の玄関を出た時に、携帯電話が鳴り、みるとKさんのお母さんからです。

「先生、大変です！　停電です。いくら待っても復旧しないのです。どうしたらいいですか？」

「わかりました。すぐに伺いますから。落ち着いて、何度も練習したようにバッグで人工呼吸をしていてください。津森さんには電話をしましたか？」

「はい。がんばってやってみます」

今の世の中、そう簡単に停電など起こらないのにどうしたんだろう？　と、思いながら車をKさん宅に走らせました。病院からは四十～五十分かかります。Kさん宅に近づいても、街路灯、店舗、民家の灯りはこうこうと灯っています。「変だな？」と思いながら、車をさらに進めていくと、再び携帯が鳴り、「先生、Kです。今、やっと電気が来ました。近所の電柱に蛇が登って、それが原因だったそうです。器械も動いています。Kも元気です。ありがとうございました」本当に人騒がせなヘビ君です。退院翌日にこんなトラブルが起きるなんて、神様が私たちに与えてくれた試練としか言いようがありません。こんなことがあって以来、在宅人工呼吸の導入、維持は順調に進み、私たちの予測通り順調な日々を送っておられます。

3　めざせ！　ブランド病院

小鯖先生は、「僕は松江の人間じゃないから、松江日赤で亡くなることがブランドだとは思わない」って言います。地元の松江出身者は、市民の松江日赤に対するブランド感覚ってなんとなく分かります。昔から、「どこの病院で診てもらっちょってもえ悪くなれば必ず松江日赤に送られーがや。だけん、手遅れになる前に最初からあそこに行っちょくほうが安心だがー」「そげそげ、そげだわ」そんな爺婆のこそこそ話が繰り返されてきたのでしょう。

日赤に対するブランド信仰が生じたいきさつは、島根県が医療過疎であった歴史に裏付けされています。今でこそ病院の数も増え、医療レベルも平均化されておりますが、かつて県内では松江日赤でしか受けることのできない医療がありましたし、満足に看とってくれる病院が他になかったのも事実でしょう。そんな中、日赤で死ぬ、ということが最高の手当をうけた上での死であり、やるべきことはすべきやった、納得すべき満足の死と理解されてきたのでしょう。松江は城下町ですから、良い意味でも悪い意味でも殿様根性とでもいいますか、のほほんとしていながらも気位が高い、そんな気質があります。人生最後の時に最高レベルの医療の場を選ぶのは自分や世間に対する体裁や見栄もあるのかもしれません。

しかし、私はその意識が徐々に変わりつつあることも感じています。病診連携が進み、病院の専門性や役割分担が重視されるようになり、患者さんやそのご家族も医療の本質を見つめ始めようとしています。

決して口先だけのお世辞で鹿島病院での最後のお別れの言葉が交わされているとは、私も思いたくありません。ゆったりと時間が流れている療養型病院だからこそできる最後の時間の過ごし方があるはずです。私たちはまだまだがんばらなくてはなりません。世間が老人病院での死にもある種のブランド意識を持っていただけるように。

ところで、ユニクロって知ってます？　幅広い年齢層から支持されているあの洋服の人気ブランドです。今でこそ全国区の超人気ブランドですが、かつては安いから愛用しているものの、人に見られたら恥ずかしいからと、客は買ったらすぐに洋服のタグを切り捨ててしまう、そんな地方の洋服メーカーだったそうです。それを知ったメーカーは、よし、見ていろと立ち上がり、安いものは悪かろうというイメージからの脱却をはかり、ユニクロのブランド化に成功しました。今ではユニクロを着ていることが恥ずかしいとは誰も思っていないでしょう。消費者は自分の意志でユニクロを選び、それをおしゃれに着こなしています。アテネオリンピックの選手団の制服までユニクロが製作する時代になりました。不況に強いブランド産業、医療だって例外じゃないのかもしれません。

確かにこれまでの老人病院のイメージは悪すぎました。「暗い、寂しい、汚い」さらに怖い、ではよい所なしではありませんか。世間一般でのイメージがここまで悪くては、死に場所として誰も選びたがらないのも無理ないかもしれません。どんなに手厚い介護や医療がそこにあったとしても、老人病院で亡くなられた人はかわいそうな人で、その家族は病院に預けっ放しにしていた冷たい家族というレッテルがはられてしまいそうです。

私たちはこのイメージの悪さをすべて世間のせいにして嘆くばかりではいけません。レベルの低い高齢者医療がなされていた事実がこのイメージを作り上げたとするならば、これからの医療でそのイメージを打破していかなければ！

高齢化社会のすすむ日本、今まさに、変わらなきゃ、老人病院！　なのです。

正直、私自身もはじめて鹿島病院に来た時に、想像以上にきれいで広々と明るい病院だったので驚きました。私の中にも暗い、寂しい、汚い、というイメージがあったのですね。その中でも、一番意外だったことは看護師や介護士、リハビリ療法士など若いスタッフが多くいたことです。高齢者医療を担っているのも高齢者、そんなイメージすらあったのですが、実際に来てみると違っていました。

就職難の時代ではありますが、これからの時代に期待される医療福祉系の専門学校は島根県でも増えており、今後も若い人が高齢者医療の現場に足を踏み入れてくることが予測されます。

彼等の情熱、パワー、純粋さが今後の老人病院の改革を支えてくれることは間違いないでしょう。誰かの役に立ちたい、職種に関係なく医療の入り口に立つ者共通の初心があります。困っている人に対してかわいそう、どうにかしてあげたい。それは決して哀れみではなく、自分が困った時も同じようにしてほしいと思える、人としてのやさしさから出てくる言葉です。どこであれ、医療の現場は忙しく日常業務に追われる毎日です。そんな日々の中、私たちは初心を忘れてしまいがちですが、今後も春が来るたび、新たな若いスタッフがやってきて、そこに新しい風を吹き込んでくれるでしょう。

島根県は日本の中でもトップクラスの高齢化率を誇っています。島根発鹿島ブランド、高齢者医療のブランド化を目指して私たち、老人病院は今、立ち上がろうとしています。

4　変わらなきゃ！

私は松江赤十字病院という地域の中核病院に勤務していました。このような病院には救急患者はひきもきらずやってきます。救急患者というと、一般には交通外傷や、緊急手術の必要な患者がどんどん運び込まれると思われがちですが、内科的疾患の患者さんの方が圧倒的に多いのです。私は呼吸器科の医師でしたので冬期の夜間は高齢者の肺炎の方の対応でそれは大変でした。高齢者の肺炎は発見が遅くなりがちで、救急外来に来られたときにはほとんどが重症肺炎になっておられます。傍にはご家族が心配そうに付き添っておられるのが普通の光景でした。

それが年を経るにつれて、付き添いの方がご家族ではなく施設の職員さんであることが多くなってきました。そうです、老人ホームなどの施設に入所されている方がもう施設では見られない、ということで外来に来られるのです。

当時、私はあることに気づきました。施設に入所中の方が入院を希望されて救急外来に来られるのは決まって金曜日の午後であることを。その理由は次の通りです。老人ホームには嘱託医という非常勤医（多くは開業医）がいます。ということは常にいるわけではなく、週に一〜二回数時間やってきて医療の相談に応じたり、簡単な診療を行います。彼らは決してこれが本業ではないのです。看護師は常駐していますが夜はいる必要はなく介護士だけでも良いわけです。

老人保健施設では医師は常勤ですが夜はいません。看護師もいる義務はありません。いずれにしても夜間に何かおこると（急変といいます）、とても心配なのです。特に週末ともなると、嘱託医や常勤医は外出して、連絡がとりにくくなり、不安は増すばかり。となると週末は夜が来る前に「とりあえず心配な人は急性期病院に送ってしまえ！」ということになります。これが「金曜の午後症候群」です。

それにもう一つ気づいたことがあります。高齢者の肺炎で救急外来を受診される患者さんをみますと、施設から搬送される患者さんの方が圧倒的に在宅の患者さんより重症度が高いのです。一見、プロ集団である施設の方が異常の発見が早く、対応も的確なはずなのですが。在宅で療養されていた患者さんは、いつもそのご家族が介護されているため、少しの変化も見過ごさない、鋭い観察眼が自然と養われたのでしょう。一方、プロ集団はデータや記録からしか病状を判断しないため早期発見どころか晩期発見になってしまうのです。老人の肺炎の特徴は症状が乏しいところにあります。これは明らかに異常だと感じたときには既に重症化しているのです。やはりデータより愛情なのですね。

以上のことは私が急性期病院にいたときに感じたことです。今はそんな不遜なことは思っておりません。関係者の皆様、ごめんなさい。ついでにそのとき、老人病院に対してはどのように感じていたのか？　悲しいかな、当時は老人病院と老人ホームとの差についてほとんど知らなかったのです。ただ、少し老人ホームより医者が多いかな？　程度で、医療レベルは老人ホームと同じ程度と考えていました。急性期病院に「よくここまで放っておいたな！　医者はいったい何をやっていたのか！」と怒りを覚えながら、しかしこれも使命、と思いながら治療していました。肺炎でも重症化してしまうととてつもなく高い医療費がかかるのです。軽症のうちに治療していれば数千円か数万円で済んだものが一挙に百万円を優に超えてしまうことはしばしばです。しかし、元の状態まで回復されるまでに二〜三カ月要したり、肺炎は完治してもADL（日常生活動作）が低下したままになることもよくあります。

苦労して苦労してやっと肺炎が完治し、「これで退院だ！」と紹介していただいた施設や老人病院に連絡すると、「もう籍がありません。もうこちらでお引き受けすることはできません」とか「ただ今、満床です。一カ月ほど待ってください」と何度言われたことでしょう。弁解ではありませんがこのような状況は現在ではかなり改善してきています。何も老人病院や老人ホームを非難しているのではないのです。一人、入所者や入院患者が他の病院に転院すれば、次の待機者に入っていただくのは当然なのです。これは老人病院側の論理で、急性期病院側からすると「治療が終わったのだからすぐに退院してもらわなければ困る」。

自宅から来られた患者さんの場合、このような問題は決して起きない。「救急のときはすぐ取れ、と言っておきながら治療が終わったらすぐに受入れはできない、とはなんてことだ！　今後一切、あなたのところからの患者は引き受けないぞ！」と何度、言いたかったことでしょう。今から思えば、急性期病院時代の私は何と自己中心的だったのでしょう。「医療は急性期病院を中心に回っている。老人ホーム、老人病院、その他高齢者のための施設は急性期病院を効率よく機能させるための後方支援にすぎないのだ。要するに、老人病院は病院という名前はもらっているが、機能的には他の施設となんら変わりのないものである。早く、患者を速やかに受け入れてさえくれれば老人病院も老人ホームも同じである」このように考えておられる急性期病院の先生方、いっぱいおられますよね。

ほんの少し前までの私がそうであったように。

先日、六本木ヒルズの最上階近くにある図書館で時間を過ごしました。静寂感漂う部屋から外を眺めると眼下に無数のビルが林立しているのが見渡せます。こんな高いところから見ていると自然と優越感に似た感情が沸き上がってきます。自分が造ったわけでもなく、自分の持ち物でもないのに。ただ、そのあたりでは一番高いところにいるだけなのに。図書館から見下ろせる無数の建造物は高いビルもあれば、低い建物もありますがここから見るとみんな同じような高さ（低さ）に見えてきます。遠くを見渡せば新宿の高層ビル群や東京タワーなど高い建造物も見ることができます。東京都庁とこのビルはどちらが高いのだろう？　とかの疑問は持つでしょうが、眼下の低いビル同士の高さを較べる人はいません。どれもみんなただ低いだけの建物なのです。

大学病院やそれに準ずる大病院を人は「白い巨塔」に例えます。六本木ヒルズはまさに巨塔の中の巨塔、そのままです。私たちがいくら「老人病院と老人ホームは違うのです！」と声高に叫んでも、彼ら摩天楼人には「五十歩百歩」とか「似た者同士」にしか映らないのです。私たちにとって最大のジレンマです。それではどうすればいいのか？　変わるしかないのです。大病院でもない、老人ホームでもない老人病院の特徴を全面に押し出していくしかありません。急性期病院では決して行うことができない医療、老人ホームではとてもなしえない看護・介護を展開していかなければなりません。そしてその成果を実証していかなければなりません。

さあ！　変わらなきゃ！

4　ONLY 1

SMAPの「世界に一つだけの花」は二〇〇三年の大ヒット曲でした。「No．1にならなくてもいい、もともと特別なONLY　1」という歌詞が現代社会に受け入れられたようです。一九八〇年初頭、エズラ・F・ヴォーゲルの『ジャパン　アズ　ナンバーワン、アメリカへの教訓』という書物が一世を風靡し、日本人みんながナンバーワンを夢見て、一心不乱に働いていました。しかし、急成長時代が終わりを告げ、バブルがはじけ、長く低迷する日本経済の中で、もはやNo．1を目指すことは不可能になってきました。このような閉塞感が漂う世相の中で、SMAPの「世界に一つだけの花」は日本人に「ONLY 1を目指す」という新たな希望を与えてくれました。

当院には中長期ビジョンが策定されています。その中の第一次目標に、「地域の療養型病院としてONLY 1を目指す」を掲げています。これはSMAP以前より当院では使用されており、決して彼らの歌のパクリではありません。療養型病院が私たちの地域にも多数あり、その中でONLY 1を目指す、ということは決してやさしいことではありません。

何か行き詰まると、「よその病院はどうしているだろか？」とか、「あの病院がこんなことをしているから、当院もやってみようか？」など、すぐに他と較べてしまいます。これは日本人の特徴かもしれません。教育のせいかも知れません。私もバリバリの日本人であり、田舎人ですので他人と異なることを率先して行うことは苦手です。No．1は数字で表現しやすいものです。入院患者数No．1とか収益No．1とか救急患者受入れNo．1とかといった類いのもので、目標も非常に明確化しやすいものです。

一方、ONLY 1は、数字で表現することはとても難しく思います。他の病院にない当院独自のもの、そんなものはそう簡単に見つけ出すことはできません。

よく「あのレストランのタンシチューはおいしい！」とか「あの店のイカスミのパスタが忘

れられない！」とか「オムライスならあの店に限る」など、グルメ通が得意げに話しているのをよく聞きます。平和な日本のことですから、それはそれでいいのです。これがＯＮＬＹ　１を目指す病院のヒントになるのではないでしょうか？

私たちの病院のようにちっぽけなところは、全ての病気に対して、どこにも負けない力をもつことは不可能です。ただ、その中でこの領域のことに関しては、大病院にも決してひけを取らない、といったものを持たなければいけません。私たちの病院は人工呼吸器の必要な患者さんを受入れています。療養型の病院では、少なくとも山陰地方では、私たちの病院だけです。これぞまさしくＯＮＬＹ　１だと思っています。人工呼吸器の必要な患者さんを急性期病院から療養型病院に転院しようとしたら、この地域では私たちの病院しかないのです。「人工呼吸器といえば鹿島病院」なのです。このような特徴をいくつか積み重ねていくことによって、ＯＮＬＹ　１が確固たるものになっていくのではないでしょうか？　ＳＭＡＰに感謝しながら、こんなことを考える今日この頃です。

5　良い病院の見分け方

（メール）

森脇先生

先生は「良い老人病院」ってどんな病院だと思います？　療養型病院（老人病院）への転院

を勧められたとき、患者さんのご家族はやはり不安になられると思うのです。「主治医の先生に勧められた○×病院ってどんな病院なのだろう？　急性期病院なら「あの病院は良い病院ですよ」とか、人が言ってるのを聞くことはあるけど、療養型の病院で何処が良いとか、悪いとか、あまりききませんね」って思ってられますよ、きっと。

先生は私と違って、こだわりを持っているし、感性っていうか、嗅覚っていうか、本能的に見分ける力が備わっています。先生もこの病院に初めて来られたとき、「老人病院のわりに結構きれいじゃない！　って感じた」と言ってましたよね。これもこの病院で働くようになった理由のひとつだと思いますよ。

でも、病院はきれいだけじゃダメです。その他、クリアしていなければならない問題がたくさんあるはずです。老人病院なんかどこもみんな同じだから、入れたらどこでもいい、と考えておられる御家族ならどうでもいいかもしれないけど、「うちのおばあさんが少しでも快適に過ごせる病院を探してあげたい！」と考えておられる方に、「良い病院の見分け方」を教えてもらえませんか？

先生が日頃考えていること、感じていることをわかりやすくまとめてもらえたらきっとみんなの役に立てると思います。よろしく！

小鯖　覚

（返信メール）

小鯖　先生

メールをいただいておきながら、忙しさにかまけてお返事が遅くなりました。申し訳ありません。決して、考えていなかったのじゃなくて、いろいろありすぎてどこから手をつけていいのか迷っているうちに、長い時間が過ぎてしまいました。

今年の四月から、常勤から非常勤に変わって、週に一回、先生の病院にお邪魔しています。外から見ていると常勤でいつも院内にいた時とは違って、新たに見えて来るものがあります。鹿島病院の良いところも悪いところも、ある意味客観的に捉える事ができます。そんな中で、療養型病院としてよい病院とは何か？　そのチェックポイントは？　ということについて私なりに考えてみました。

①よい病院の見分け方を一言でいうならば、ずばり、「におい」だと思います。

私がいわゆる老人病院で勤務しているという話をした際、「ああいう病院ってにおいが苦手」そう言った人、意外に少なくなかったですね。実際に急性期病院、療養型病院の違いに関わらず、高齢者の多い病院ではかなり臭うところが多いような気がします。においの原因としては屎尿、体臭、口臭などが言われていますよね。なにより清潔でこざっぱりしている、というのは私たちの美徳のひとつでありますし、そういう状態が気持ちよい状態でもあります。私がこの病院が気に入ったのはそんな「臭い」がしない、ということです。全くしない、と言えば嘘になるけど、かなり「いい線」いってるんじゃないですか。

どうしてこの病院があまり臭わないのか？　その原因を考えてみました。まず、お風呂です。急性期病院の患者さんって、あまりお風呂に入りませんよね。とくに、レスピレーターなんか付いていようものなら、お風呂に入る事自体、あり得ないですよね。せいぜい清拭（せいしき）までです。それがここでは週に二回、お年寄りには週二回くらいがちょうどいいのかもしれません。これで体臭はＯＫ！

次は口臭。これが厄介なんですよね。でも口腔ケア専門の歯科衛生士が常勤でおられ、率先して口腔のケアに取り組んでおられ、それに触発されて看護師、介護士さんも口腔ケアに関心を持つようになりました。また、最近は松江歯科医師会とタイアップして、毎日のように歯科医師会から多くの歯科衛生士さんが研修や指導に来られているのが刺激になっています。口の臭い患者さんを発見したら、スタッフ同士で知らせあう、といった事が習慣になってきましたね。口腔ケアの重要性はあえて言う必要はありませんが、軌道に乗るまで、研修会を何度も開いたり大変でしたね。口臭がこんなにまで病室の空気を換えてしまうなんて長い間、気がつきませんでした。臭わない病院、イコール患者さんのことを第一に考えている病院、と言っていいのじゃないかな？　これを「よい病院選びの第一条件」に私はしたいです。

②次は、**「接遇」**かな？

療養型病院は急性期病院と自宅の中間に位置すると思います。急性期病院の機能と家庭の暖かさを併せ持ったような病院がいいですね。「家庭の暖かさ」ってなんだろう？　と考えたとき、それは「人の持つ暖かさ、やさしさ」なんですよ。初めて、病院の玄関を入ったとき、初めて病棟に足を踏み入れたとき、フロアで病院の職員さんに出会ったとき、気持ちよく挨拶が返ってきて、和やかに話ができる。こんな病院、いいでしょう？　これが接遇です。

普通、「接遇」というと挨拶の仕方や話し方などがいつも取り上げられますが、もっと深い意味の「接遇」です。私たちはハンバーガーショップの店員ではないので、接遇マニュアルを作って、その通りに応対すればいいってものじゃないですよね。患者さんやそのご家族とのお付き合いは、何カ月、ときには一年以上続くわけですから、薄っぺらな「接遇」はすぐに見破られてしまいます。心の底から沸き上るような「接遇」が備われば最高だと思います。

③それと今流行りの「インフォームドコンセント」。

最近の医療訴訟の記事などを読んでいると、行き着くところはインフォームドコンセントなんですよ。患者さんのために一生懸命医療行為を行って、もしそれがうまくいかなかったとしても、そのプロセスが前もって十分説明され、同意を得ていれば、訴訟なんか起こりっこないと思います。

私たちって、「いやな患者さんだな」、とか「うるさい家族だな」とか仲間内で話し合ったりしますが、患者さんやご家族だって、きっと同じように私たち医師のことも話し合っているんです。その時点で、こちらは医療のプロなんだから、その関係改善にこちらから努めなければいけないと思います。

この不信頼関係の上に、治療の結果が悪ければ、その一部は訴訟に繋がっていきます。お互いの信頼関係を築くためにもインフォームドコンセントは大切ですね。もちろん、患者さんとそのご家族のためにも。

④「医療相談員」の役割

療養型の病院の患者さんはほとんどが急性期病院から転院してこられるわけですが、小鯖先生が言われるように、その多くは「病院から追い出される！　次の病院はどんな病院なんだろう?」と不安で一杯な気持ちなんです。だから、入院してこられるまでに、十分、当院の機能や特徴、欠点なども率直にお話しなければなりません。医療相談員の役割がとても重要になってきます。ポイントは入院されるまでに、気軽に病院見学をしていただくことです。この病院はすでに積極的にされていますが、これもポイントでしょう。相談員の事に関しては、先生が別の章で書かれていましたね。

⑤それから「食事」も大切です。

できれば病院見学のとき、食事の風景なども見せていただいたらいいと思います。急性期病院での平均入院期間は、およそ二週間程度ですから食事の質はそれほど問題ではないかもしれません。それより早く元気になって退院できれば良いわけですから、たとえまずくても我慢できます。でもここでは数カ月から一年以上も入院するわけですから、食事はとても大切になります。入院中の高齢者の三割が栄養の面で十分でないとの報告もあります。おいしさや見た目だけじゃなく、個人個人にあった栄養に十分配慮されているかどうかもチェックポイントになります。

フロアに掲げてある献立表ひとつをみても、その病院が食事に力を注いでいるかどうか、ある程度解ると思います。ＮＳＴ（栄養サポートチーム）が院内に設置されているかどうかも知っておいた方がいいでしょう。

他に思いつく事は、

⑥病院では各患者さん毎にカンファレンスが開かれています。家族としてそのカンファレンスに「参加」できるかどうか？

⑦「リハビリのスタッフや機器」、スペースが十分確保されているかどうか？　リハビリテーションの専門医がいるかどうか？

⑧患者さんが「急変した時の対応」がしっかりしているかどうか？　急性期病院に搬送するのか、しないのか？　家族の希望を聴き入れてもらえるか否か？

⑨在宅復帰に向けて積極的に取り組んでもらえたり、「バックアップ体制」が整っているかどうか？

⑩最後に「財団法人日本医療評価機構の病院機能評価」を受けているかどうか？　これも大切なチェックポイントになります。

私たちの病院も非常に苦労しましたが、二〇〇二年二月にこの設定を取りましたよね。何より準備段階に皆で努力した事に意味があったし、今後もこれを維持するために努力を続けていくことになるでしょう。

これは、例えて言うならばフランスのレストランがミシュランの星の数によって（例…三つ星レストラン）評価されているのと同じかも知れません。すなわち、第三者によって病院が評価されているかどうか、ということです。病院機能評価を受けているということは病院として必要最低条件はクリアしていることを示します。

以上のような事がチェックポイントだと思います。全ての項目を満たしている病院だといいのですけど、そうも言っていられない時は、何が患者さんにとって大切かを把握して、チェックしていかれたらいいと思います。

療養型病院を選ぶ時は、多くは自宅に近いから、とか知人が入院しているから、といった理由で選ばれる事が多いと思います。これは主に家族の利便性を根拠に選ばれているのです。患者さんの立場に立って考えれば、私が挙げた上記の項目を大切にしていただきたいと思っています。以上、長々と書いてきましたが、ご理解戴けましたでしょうか？　それでは、来週の水曜日、またお会いしましょう。

森脇里香

6　今日もみんなでかくれんぼ

何も語らぬ患者さんがもしかしたら、こんなことを考えたり、感じたりしているのではないか、と想像することがあります。何も言えず全介助をうけている自分に対し、おまえはそういう態度をとるのだな、最後まで自分のことを大切に思ってくれていたのは誰なのかとチェックしていたり。落語にもありますが、自分の葬式を天井裏からみて ほくそ笑んでいるように。

まだまだ自分は逝きませんよ
お前たちも人間としてまだまだですな。
そして高齢者医療もまだまだこれから、これから。

もういいかい?
まあだだよ

高齢者の医療は最後のその日がくるまで、皆でかくれんぼをしているようなものだ、と考えるとなんだか楽しくなりませんか。介護に疲れた家族が先に言い出すこともあれば、「もうこれ以上、がんばれない」と患者さんが先に言い出すこともあります。

もういいかい?
もう逝ってもいいかい?
もうみとってもいいかい?

なかなか双方とも満足ができていなくて返事は「まあだだよ」。

患者さんが自分の人生に満足なさっていて、残された者が自分たちの医療や介護に自信をもっていれば、大きな声で「もういいよ」。

そう返事ができるその日まで、今日もみんなでかくれんぼしてるみたいに、楽しくのんびりと。

7 鹿島病院の歌

詩・曲 小鯖 覚

幼い頃の夢だった
病に苦しむ病人(ひと)のこころ
ほんの少しでもいいから
支えになりたいと願った
そんな思いの人が集う
チッポケだけどこの病院(いえ)
年老いた人の心に　あなたの声が届く

ときめいて鹿島
きらめいてこの病院（いえ）
あなたの優しさが
この街を被い尽くすまで

思い通りに動かぬ手足
もっとそれ以上に動かぬ心
年を重ねるということは
幸せではないかもしれない
今の私たちにできること
与えられたたくさんのしあわせ
ほんの少しでもいいから
あの人（病人）に与えて欲しい

ときめいて鹿島
きらめいてこの病院（いえ）
あなたの優しさが

この街を被い尽くすまで
ときめいて鹿島
ときめいてあなた
全ての人（病人）に
あの日の微笑みがもどるまで

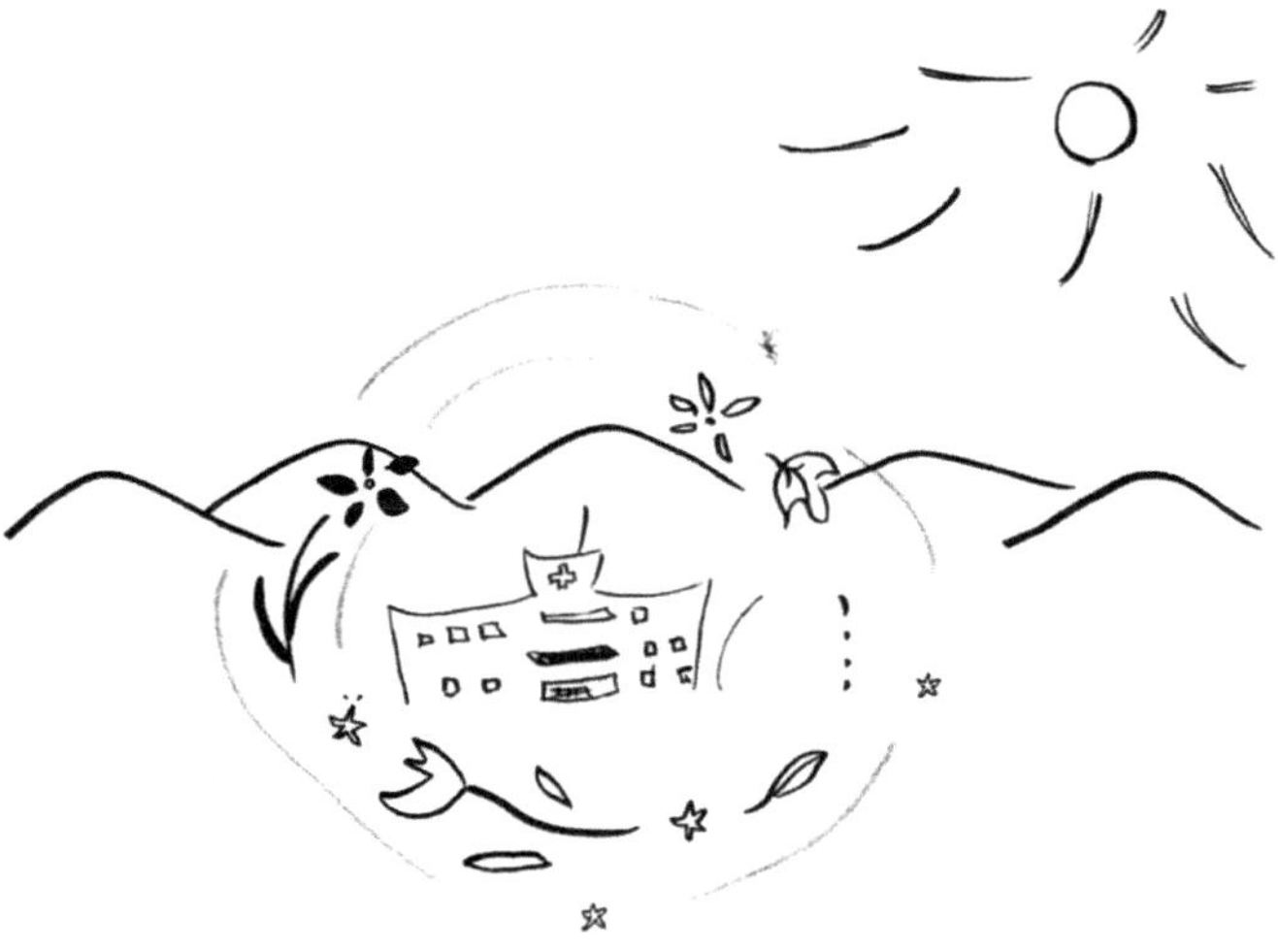

おわりに

厚生労働省からの情報によると、十年後の二〇一五年には本格的な超高齢社会の「入り口」に到達するといわれています。昭和二十年代前半の団塊の世代（第一次ベビーブーム世代）が間もなく前期高齢者層（六十五歳〜七十四歳）に仲間入りします。その十年後には高齢者人口がピーク（約三千五百万人）を迎えることになります。また、二〇一五年には、高齢者世帯は約一千七百万所帯に増加し、そのうち一人暮らしは約五百万世帯（約三〇％）に達するとも言われています。同時に痴呆高齢者も二百五十万人になると推計されます。

わが国の出生率が一・二九という驚くべき数字を考えると、二〇二五年には三人に一人が六十五歳以上の高齢者という歴史上、類を見ない高齢社会になってしまいます。このような状況の中で、老人病院（長期療養型病院）はどのような役割を果たさなければいけないかを真剣に考え、取り組んでいかなければいけません。今までの老人病院は、あまりにも受け身であったのではないかと思います。すなわち、急性期病院から、家庭から、あるいは社会からはじき出された人たちの収容施設の役割だったのではないでしょうか？

介護保険制度が始まり、老人ホーム（特別養護老人ホーム、老人保健施設、グループホームなど）が充実されつつある今日、老人病院の存在自体が危ぶまれる、という意見もあります。しかし、老人病院と老人ホームとの最も大きな差異は医療レベルにあります。その差を明確にして来なかったからこそ、多くの問題を抱え込んでしまうことになってしまったのです。今、新たに病院という原点に返って、質の高い医療を提供できるようにRestart（再起動）しなければなりません。

団塊の世代は、戦後の発展とともに成長してきた世代であり、物質的な要求度や環境、自己の権利などにおいて、明らかにそれまでの世代（現在の高齢者）と異なります。現在の高齢者は戦中、戦後の混乱期を乗り越えてきたいわゆる「忍従の世代」と言えるでしょう。それに反して、団塊の世代は、民主主義、人権、個人・個性の尊重、溢れるほどの情報などとともに成長してきた「要求の世代」といえるのではないしょうか。この要求の世代が高齢者世代に突入したとき、彼らそしてその子供たちの医療や医療環境に対する要求は、おそらく現在の比ではないでしょう。

すなわち、「権利と尊厳」がもっともっと重要視されてきます。尊厳死、安楽死などの問題も必ずクローズアップされてきます。それまでに、老人病院は彼らの要求に十分応えられるような体制、環境、質の高い医療を装備しておかなくてはなりません。私たちは、高齢者、超高齢者に対してどのような医療を提供していかなくてはならないか、という点について絶えず、情報を集め、学習し、方針を定め、検証を行っていかなければなりません。

今後、さらに核家族化がすすんでいきます。今までは、年老いると子供に老後を見てもらうと言う図式が曲がりなりにも成立していましたが、今後はどうなっていくのでしょうか？　子供が年老いた親を看ると言うことは日本独自の文化としてこれからも生き続けるのか、それとも一人で生きていけなくなれば、介護が必要になれば、地域が主体となって支えていくのか、どのような方向に進んでいくのでしょうか？

ただ、二〇一五年時点で一千七百万世帯に達する高齢世帯（高齢者だけで生活している世帯）の人たちは、間違いなく地域が支えなくてはいけなくなるでしょう。その全ての人たちにとって、どのような政策を国がとっていくのか？　その延長線上に老人病院の今後の進むべき道があると考えます。

今回、「老人病院の医師は今、何を考え、何に悩み、何に喜びを感じながら、仕事をしているか？」について述べてきたつもりです。一般社会が老人病院に対して、誤解や偏見を持っていることを肌で感じています。このような現象を責めたり、責任を追及しようなどとは決して思っておりません。ただ、過去はさておき、今。老人病院は大きく変わろうとしています。社会の中で、あるいは医療・福祉の中で、老人病院がその責任を十分果たせるように、これからも研鑽を重ねていきたいと思っております。

最後になりましたが、この本を出版させていただくにあたり、多くの方々のご協力、ご支援に感謝いたします。とりわけ、三和書籍の高橋考編集長、(株)パタカラの秋広良昭博士、公仁会鹿島病院のスタッフの皆様には重ね重ね感謝の意を表したく思っております。

二〇〇五年二月吉日

小鯖　覚
森脇里香

【著者紹介】

小鯖　覚（こさば さとし）

医療法人財団公仁会　鹿島病院院長

1979年　鳥取大学医学部卒

京都大学胸部疾患研究所胸部外科（現京都大学医学部呼吸器外科）入局

京都桂病院呼吸器センター

Ruhrlandklinik（独）胸部外科

松江赤十字病院呼吸器科部長

鹿島病院副院長を経て、平成15年より現職

森脇里香（もりわき りか）

医療法人敬愛会　森脇医院勤務

医療法人財団公仁会　鹿島病院　非常勤医

1996年　聖マリアンナ医科大学卒

松江赤十字病院にて研修

松江赤十字病院第2内科

鹿島病院を経て現職

高齢者医療の最前線

－ 福祉の視点、看護の姿 －

2005年　6月　25日　　第1版第1刷発行

2013年　2月　15日　　第1版第2刷発行

著　者　　　小鯖　覚　森脇里香

発行者　　　高　橋　　　考

発行所　　　三　和　書　籍

〒112-0013　東京都文京区音羽2-2-2

TEL 03-5395-4630　FAX 03-5395-4632

sanwa@sanwa-co.com

http://www.sanwa-co.com/

印刷所／製本　　新灯印刷株式会社

乱丁、落丁本はお取り替えいたします。

価格はカバーに表示してあります。

ISBN4-916037-80-4